Dr. Basant Choudhary
Dr. Neha

RESISTÊNCIA AO IMPACTO DE DENTES ANTERIORES COLADOS COM FRAGMENTOS

Dr. Basant Choudhary
Dr. Neha

RESISTÊNCIA AO IMPACTO DE DENTES ANTERIORES COLADOS COM FRAGMENTOS

ScienciaScripts

Imprint
Any brand names and product names mentioned in this book are subject to trademark, brand or patent protection and are trademarks or registered trademarks of their respective holders. The use of brand names, product names, common names, trade names, product descriptions etc. even without a particular marking in this work is in no way to be construed to mean that such names may be regarded as unrestricted in respect of trademark and brand protection legislation and could thus be used by anyone.

Cover image: www.ingimage.com

This book is a translation from the original published under ISBN 978-620-8-22414-1.

Publisher:
Sciencia Scripts
is a trademark of
Dodo Books Indian Ocean Ltd. and OmniScriptum S.R.L publishing group

120 High Road, East Finchley, London, N2 9ED, United Kingdom
Str. Armeneasca 28/1, office 1, Chisinau MD-2012, Republic of Moldova, Europe
Printed at: see last page
ISBN: 978-620-8-29911-8

RECONHECIMENTO

Um milhão de palavras não podem exprimir a força da gratidão que sinto para com os meus pais pelas suas humildes orações e pelo seu amor incondicional.

Para começar, escusado será dizer que devo uma profunda gratidão à minha mentora e guia ***Dra. Neha, Professora e Diretora do Departamento de Pedodontia e Medicina Dentária Preventiva, Maharaja Ganga Singh Dental College & Research Center, Sri Ganganagar, Rajasthan****, uma pedodontista muito conhecida, que me ensinou o valor da observação atenta e da paciência. O seu entusiasmo inabalável fez com que cada passo da minha formação pós-graduada fosse uma experiência de aprendizagem. Transmito-lhe os meus humildes e sinceros agradecimentos.*

Agradeço à minha professora sénior, ***Dra. Ria Setia****, pela sua ajuda e apoio.*

Estarei sempre grato aos meus pais, ***Sr. Sahi Ram Choudhary*** *e* ***Sra. Saroj Devi,*** *à minha mulher,* ***Dra. Alpa Choudhary,*** *ao meu querido irmão e cunhada,* ***Er. Shiv Choudhary*** *e* ***Er. Renu Lamba*** *e ao meu sogro e à minha sogra,* ***Sr. Hardayal Singh*** *e* ***Sra. Chanda Devi****, pelo seu amor e apoio. Devo agradecer a todos os membros da minha família, aos meus tios e tias e a todos os meus primos e primas.*

Estou em dívida para com o meu colega ***Dr. Dilip Choudhary*** *e os meus superiores* ***Dr. N. Miranda Devi e Dr. Jyoti*** *pelo seu amor, apoio e encorajamento e o meu colega júnior* ***Dr. Saawi*** *pela sua ajuda e apoio inestimável.*

Expresso a minha sincera gratidão a todos os médicos e doentes que fizeram parte do meu estudo pela sua cooperação e confiança.

Agradeço também a todos aqueles que me ajudaram direta e indiretamente durante este estudo de pós-graduação e na conclusão bem sucedida deste estudo.

Dr. Basant Kumar Choudhary

RESUMO

Antecedentes e objectivos:

A técnica de recolocação do bordo incisal (IERT) representa uma substituição inovadora na ciência e na arte de restaurar dentes anteriores fracturados. Uma fratura de coroa num paciente ocorre normalmente como resultado de um impacto; por isso, pode ser apropriado testar a qualidade de dentes fracturados restaurados utilizando diferentes materiais através de testes de impacto.

Estimar a resistência ao impacto de dentes anteriores fracturados reimplantados com 2 materiais de restauração diferentes e comparar a sua resistência ao impacto com a de dentes intactos.

Método:

Trinta incisivos permanentes humanos foram selecionados e divididos em grupos de controlo e experimentais. Os dentes dos grupos experimentais foram fracturados e depois colados com resina composta e cimento de ionómero de vidro modificado com resina. Os dentes intactos serviram de controlo. Todos os espécimes foram depois testados numa máquina de ensaios de impacto (tipo pêndulo).

Resultados:

Os resultados revelaram diferenças estatisticamente significativas entre os grupos de ionómero de vidro modificado com compósito e com resina, e os grupos de controlo e experimental.

Interpretação e conclusão:

Os fragmentos fracturados colados com resina composta proporcionaram uma melhor adesão do que o cimento de ionómero de vidro modificado com resina. Embora estes grupos experimentais não forneçam uma resistência ao impacto semelhante à dos dentes intactos, podem ainda ser considerados como uma alternativa realista de tratamento nos jovens até que o tratamento definitivo possa ser efectuado.

ÍNDICE

INTRODUÇÃO

As lesões dentárias traumáticas ou traumatismos dentários têm uma prevalência global de 10-15%. Estas podem ocorrer isoladamente ou associadas a lesões pan-faciais ou corporais. Apresenta dois picos de incidência nos rapazes, aos 1-3 anos e aos 10-12 anos, e um pico nas raparigas, aos 1-3 anos de idade. A idade de 2-3 anos é o período de aquisição de capacidades de marcha com menor controlo da coordenação motora, o que torna estas crianças mais vulneráveis a quedas e lesões nos dentes da frente. Estas lesões nos dentes decíduos ou de leite são muitas vezes ignoradas pelos pais se envolverem a coroa do dente, no entanto, em formas graves, a lesão de estruturas de suporte como o osso alveolar é a causa da primeira visita aos serviços de emergência. A maior incidência de traumatismos nos dentes permanentes em rapazes está relacionada com a sua maior indulgência em desportos de contacto e actividades de aventura. [1]

As lesões dentárias constituem uma parte integrante da odontologia clínica. Tem sido afirmado que o volume representado pelos traumatismos dentários e suas sequelas num futuro previsível irá provavelmente exceder a cárie dentária e a doença periodontal.[1,2]

Os dentes traumatizados não tratados conduzem frequentemente a uma descoloração inestética das coroas dos dentes fracturados. Isto pode não só colocar a criança em risco de futuras crises de infeção/sintomas agudos, como também pode causar stress psicológico. O traumatismo dentário tem efeitos físicos e psicológicos numa criança, influenciando tanto a função dentária como a estética.[2,3]

Os traumatismos dentários (TDI) são as emergências mais perturbadoras e angustiantes que se apresentam na prática dentária. A maioria das lesões dentárias ocorre durante as duas primeiras décadas de vida. As fracturas da coroa anterior são uma forma comum de lesão dentária que afecta principalmente crianças e adolescentes. As fracturas dos dentes anteriores são comuns entre as crianças, particularmente entre o grupo etário dos 8 aos 11 anos.[5] As fracturas da coroa num doente ocorrem normalmente como resultado de um impacto de quedas, lesões desportivas, lutas, acidentes rodoviários, lesões de animais e traumatismo dentário iatrogénico causado durante uma intubação oral difícil. As fracturas coronais dos incisivos permanentes representam 18-22% de todos os traumatismos dos tecidos duros dentários. Destas, 96% envolvem incisivos superiores (80% incisivos centrais e 16% incisivos laterais). Os dentes mais afectados são os incisivos superiores, devido à sua protrusão anterior e posição causada pelo processo eruptivo.[5]

O tipo mais comum de lesão traumática nos dentes permanentes é a fratura do esmalte, seguida da fratura do esmalte e da dentina. As lesões na dentição decídua estão geralmente confinadas aos tecidos de suporte, ou seja, luxação e extra-articulação.

Existem alguns factores importantes para determinar o tipo e a gravidade da lesão, o seu tratamento de emergência e abrangente, bem como as sequelas e o prognóstico. Estes factores incluem a idade da criança, a fase de desenvolvimento dos dentes, a direção e a intensidade da força, o tamanho e a forma do objeto de impacto, bem como o tipo e o momento do tratamento dentário de emergência prestado. Factores como a inclinação dos dentes anteriores superiores e problemas relacionados com anomalias na marcha ou na coordenação motora tornam as crianças mais susceptíveis a lesões dentárias traumáticas.

Uma vez que estas lesões ocorrem geralmente durante as brincadeiras em casa e na escola, há uma necessidade inerente de aumentar a sensibilização para as medidas de emergência a tomar em caso de lesões dentárias traumáticas entre os pais, as crianças, os professores, os profissionais de saúde e os médicos, incluindo pediatras e anestesistas. [6]

As técnicas de tratamento para fracturas de coroas não complicadas têm sofrido modificações ao longo dos anos. As restaurações têm variado desde as restaurações temporárias consagradas pelo tempo, utilizando resinas retidas por pinos, coroas de cesto, coroas de revestimento de porcelana, coroas coladas de porcelana, bandas ortodônticas e coroas de aço inoxidável, até às restaurações de resina composta mais comummente utilizadas.[7]

O prognóstico das fracturas da coroa, das lesões por luxação e das fracturas dentoalveolares é afetado pelo atraso no tratamento. As avulsões dentárias são mais bem geridas através da recolocação do dente no seu alvéolo e da procura de tratamento dentário o mais rapidamente possível. Em caso de impossibilidade de reimplantação, o dente deve ser preservado em meios como a saliva do doente, leite bovino, solução de reidratação oral (SRO) ou clara de ovo.

As feridas extra-orais na face, normalmente presentes em casos de acidentes de viação, podem ser acompanhadas por lesões dentárias. Para uma avaliação completa, deve ser efectuado um exame específico do local dos tecidos duros e dos dentes. A mucosa oral/lábio e a gengiva devem ser examinadas para detetar qualquer fragmento de dente enterrado nas feridas de laceração. Estes fragmentos incrustados podem causar infeção aguda ou crónica e fibrose desfigurante. Por vezes, estes fragmentos incrustados podem exigir um exame radiográfico cuidadoso dos tecidos moles.

A possibilidade de aspiração ou deglutição de dentes ou fragmentos no momento da lesão deve ser sempre considerada, quando há fratura da coroa ou falta de dentes. Nesta situação, deve ser efectuado um exame radiográfico do tórax e do abdómen.

Se a deslocação do dente ocorrer na dentição decídua, é importante excluir qualquer impacto e (traumatismo dentário primário): Luxação extrusiva, Luxação lateral,

(Traumatismo primário e permanente, respetivamente): Avulsão, danos subsequentes ao dente permanente em desenvolvimento. Os dentes que não causam qualquer dano podem ser deixados a erupcionar por si próprios.

Os compósitos de resina têm sido amplamente utilizados para restaurar vários defeitos dentários devido ao seu desempenho estético e propriedades físico-químicas aceitáveis. No entanto, a superfície desta classe de material é suscetível de formar mais biofilmes do que outros materiais de restauração, como a amálgama e o ionómero de vidro.

Para ultrapassar as desvantagens das restaurações de resina composta, como a coloração marginal, a descoloração ou a falta de integridade marginal e a fraca resistência à abrasão em comparação com o esmalte, vários clínicos tentaram utilizar o fragmento de dente fracturado, sempre que disponível, para restaurar a coroa fracturada.[8] Esta técnica foi introduzida no final da década de 1970.

A técnica de recolocação de fragmentos dentários representa um passo importante na ciência e na arte da restauração de dentes anteriores fracturados. A colagem de fragmentos geralmente estabelece uma estética superior, uma resposta emocional e social positiva do paciente em relação à preservação da estrutura natural do dente e é provavelmente menos traumática para o dente lesionado do que um procedimento que envolve a preparação e cimentação da coroa. Além disso, também restaura perfeitamente a anatomia bruta e superficial.[9,10]

As fracturas da coroa anterior são lesões dentárias comuns nas crianças. A recolocação de fragmentos de coroas fracturadas tornou-se popular por ser conservadora e económica. A resistência à fratura determina a capacidade de ligação dos materiais para resistir a uma nova fratura após a recolocação do fragmento. Para avaliar a resistência à fratura de dentes reinseridos utilizando materiais de restauração adesivos mais recentes (resina composta, cimento de ionómero de vidro modificado por resina) com técnicas (reinserção simples e sulco dentinário interno) utilizadas para reinserir fragmentos de dentes fracturados. Quando foram comparadas diferentes técnicas de reimplantação, a maior resistência à fratura foi demonstrada pelo grupo do sulco dentinário interno, seguido pelo grupo da reimplantação simples. Por outro lado, quando se compararam os diferentes materiais, a resistência mais elevada foi demonstrada, por ordem decrescente, pelo compósito e pelo cimento de ionómero de vidro modificado com resina. A recolocação de fragmentos de coroas fracturados utilizando materiais e técnicas mais recentes ajuda a obter melhores resultados. As resinas compostas tornaram-se os materiais esteticamente mais desejáveis para a ligação de fragmentos devido às suas excelentes propriedades físicas e mecânicas.

O esmalte dentário apresentou o módulo de elasticidade e os coeficientes de atrito mais elevados, seguido do compósito e do RM-GIC. A dureza e a rugosidade do esmalte dentário e do compósito foram semelhantes e superiores às do RM-GIC. Ao longo dos testes de desgaste, o compósito apresentou a maior perda de volume, enquanto o GIC apresentou a menor. As caraterísticas do dano por desgaste do compósito foram semelhantes às do esmalte dentário, apresentando fracturas frágeis de substâncias inorgânicas e deformação plástica de substâncias orgânicas na parte de impacto, exibindo marcas de arado nas partes de deslizamento. No caso do RM-GIC, todas as áreas de desgaste apresentavam deformação plástica da matriz de resina, esfoliação das partículas de carga e marcas de arado.

Recentemente, foram introduzidos materiais de restauração híbridos, como os ionómeros de vidro modificados por resina e os compósitos.[11] Os ionómeros de vidro modificados por resina foram concebidos para produzir propriedades físicas favoráveis semelhantes às das resinas compostas, mantendo as caraterísticas básicas dos GIC convencionais. Apresentam uma maior resistência de ligação à dentina devido a propriedades mecânicas melhoradas e a mecanismos de ligação adicionais, como a ligação química.[12]

Um diagnóstico definitivo só pode ser obtido após a avaliação dos resultados de todos os exames disponíveis e relevantes, incluindo uma avaliação clínica e radiográfica exaustiva. Em traumatologia dentária, isto significa analisar dados multifactoriais. Embora a imagiologia 3D proporcione um plano geométrico e uma dimensão completamente novos, nunca deve substituir as avaliações clínicas e radiográficas padrão (incluindo a imagiologia 2D).

Atualmente, os cimentos de ionómero de vidro são utilizados em muitas aplicações dentárias devido a várias vantagens únicas entre os materiais de restauração. As suas vantagens incluem a hidrodinâmica do ião fluoreto, a biocompatibilidade, a expansão e contração térmicas favoráveis e a ligação química à estrutura dentária. Além disso, os cimentos de ionómero de vidro demonstraram o seu potencial noutras áreas médicas, como a cirurgia ortopédica. Por outro lado, as fracas propriedades mecânicas, como a baixa resistência à flexão, a resistência à fratura e o desgaste, limitam a sua utilização mais ampla em medicina dentária como material de preenchimento permanente em áreas de tensão. Na região dentária posterior, os cimentos de ionómero de vidro são utilizados principalmente como material de preenchimento temporário ou como base. O reforço dos materiais de restauração de ionómero de vidro é essencial e muitos investigadores têm-se concentrado em melhorar as propriedades mecânicas através da adição de vários tipos de cargas ao componente em pó dos cimentos de ionómero de vidro. As cargas utilizadas incluem pós metálicos, pós de hidroxiapatite, partículas de vidro bioativo, nanoargila e fibras de vidro descontínuas.

Foi obtida uma resistência favorável ao impacto quando os fragmentos foram colados com resina composta num estudo realizado por Farik B et al. Uma vez que ainda não foram relatados estudos comparáveis utilizando diferentes materiais sobre a resistência ao impacto de dentes colados com fragmentos, este estudo foi planeado para explorar a possibilidade de utilizar outros materiais de restauração para recolocar fragmentos de dentes fracturados.[13]

FINALIDADE E OBJECTIVOS

AIM:-

Uma avaliação comparativa da resistência ao impacto de dentes anteriores colados a fragmentos utilizando materiais de cimento de ionómero de vidro modificado por resina e compósito.

OBJECTIVO :-

1. Comparar a resistência ao impacto de materiais de restauração de compósito e de cimento de ionómero de vidro modificado com resina.
2. Comparar a resistência ao impacto entre o grupo de controlo e os grupos experimentais.

MATERIAL E MÉTODOS

O presente estudo in vitro foi efectuado no Departamento de Pedodontia e Medicina Dentária Preventiva, Maharaja Ganga Singh Dental College and Research Centre, em associação com o Departamento de Metalurgia, SKIT, Jaipur, Rajasthan.

Segue-se a lista de materiais e armamento utilizados neste estudo.

A. Materiais de restauração

- Resina composta (shofu inc., compósito microfill, fotopolimerizável, Japão)
- Cimento de ionómero de vidro modificado com resina (Vitremer, 3M ESPE dental product, U.S.A.)
- Adper^{tm} Single Bond (sistema adesivo dentário, Te-Econom Ivoclar, Liechtenstein)
- 37% Etchant (Frost, Ammdent, Itália)

B. Armamentário

- Bandeja de rins
- Espelho bucal
- Sonda reta
- Pinça
- Instrumento de transporte em plástico
- Almofada de mistura
- Espátula de ágata
- Pedra-pomes

- Copo de borracha
- Água destilada
- Luvas de borracha
- Peça de mão com micromotor de baixa velocidade (NSK, JAPÃO)
- Disco de diamante
- Paquímetro
- Ponta aplicadora de agente de ligação
- Bisturi
- Cera pegajosa
- Lente de aumento
- Unidade de fotopolimerização (Litex™ 680A, Dentamerica)
- Kit de polimento de compósitos (SHOFU, Japão)
- Escala metálica
- Resina acrílica autopolimerizável
- Moldes metálicos com 35 mm de altura e 12 mm de diâmetro interior suportados por uma base.
- Torno de bancada com 2 lâminas montadas por medida
- Banho de água com controlo termostático

c) Máquina de ensaio de impacto (SKIT, INDIA)

d) Câmara digital (DSLR, Canon)

e) AutoCAD 2000 (pacote de software)

MÉTODO:

Tamanho da amostra:

Foram selecionados 30 incisivos centrais permanentes humanos sólidos extraídos com o objetivo de reabilitação total da boca ou de doenças periodontais. Foram selecionados dentes sem fissuras, desprovidos de defeitos de desenvolvimento e não cariados. As dimensões mesiodistais de todos os dentes foram medidas na junção do terço incisal e médio (ponto de contacto) e verificou-se que eram de 7-10mm. Os dentes que apresentaram uma diferença de mais de 20% em relação ao valor médio foram descartados. Os dentes recolhidos foram limpos com uma pasta de pedra-pomes, lavados com água e sabão e armazenados em água até à sua utilização.

Os dentes selecionados foram distribuídos aleatoriamente em 3 grupos de 10 cada, controlo (Grupo I) e grupos experimentais (Grupo II e Grupo III).

O teste consistiu em 3 procedimentos:

1) Fratura de dentes sãos

2) Restauração de dentes fracturados

3) Estimativa da resistência ao impacto

1) Fratura de dentes sãos

Os espécimes **do Grupo I** foram deixados intactos como controlo.

Grupo II-III Foram marcados dois pontos (mesialmente e distalmente) a 2,5 mm de distância e paralelos ao bordo incisal utilizando um paquímetro, foram colocados pequenos entalhes nestes pontos com um disco de diamante montado numa peça de mão com micromotor de baixa velocidade. As amostras foram então fracturadas transversalmente ao longo eixo do dente utilizando duas lâminas feitas à medida montadas num torno.

Apenas foram incluídos os espécimes com uma linha de fratura clara, onde foi possível obter um ajuste preciso entre os fragmentos fracturados.

2) Restauração de dentes fracturados

Grupo II - Ambas as superfícies dos dentes fracturados foram condicionadas com ácido (Total - etch) com ácido fosfórico a 37% durante 15-20 segundos, enxaguadas durante 15 segundos com água e secas suavemente ao ar. O adesivo Single Bond foi aplicado em 2 camadas consecutivas em ambas as superfícies, secas ao ar suavemente durante 2 segundos e depois fotopolimerizadas durante 10 segundos.[57]

Foi aplicada uma película fina de resina composta (shofu) em ambas as superfícies polimerizadas, após o que os dois fragmentos foram devidamente alinhados e pressionados firmemente um contra o outro. Os espécimes foram depois fotopolimerizados durante 40 segundos em cada superfície vestibular e lingual.

Grupo III - Ambas as superfícies fracturadas dos dentes foram condicionadas com ácido (Total-etch) com ácido fosfórico a 37% durante 15 segundos, enxaguadas durante 15 segundos e secas suavemente ao ar. O primário RMGIC (Vitremer) foi aplicado durante 30 segundos em ambas as superfícies, seco ao ar durante 15 segundos e fotopolimerizado durante 20 segundos. O pó e o líquido de Vitremer foram manipulados de acordo com as instruções do fabricante e aplicados em ambas as superfícies curadas, após o que os dois fragmentos foram devidamente alinhados e pressionados firmemente em conjunto. Os espécimes foram então fotopolimerizados durante 40 segundos em cada superfície labial e lingual.

Todos os procedimentos de colagem foram efectuados com o auxílio de uma lente de aumento para garantir o alinhamento correto dos fragmentos. O excesso de material na superfície do dente foi removido com um bisturi.

Após a restauração, todos os dentes foram submetidos a um ciclo térmico entre 2 banhos com um diferencial de temperatura de 6^0 C a 60^0 C durante 100 ciclos com um tempo de permanência de 30 segundos em cada banho.[51,56]

Cada espécime foi então embutido num bloco de acrílico de modo a que o eixo longo do dente ficasse alinhado com o eixo central do bloco e a linha de ligação ficasse alinhada com a superfície do bloco. 10 dentes intactos foram embutidos da mesma forma com 2,5 mm da coroa exposta.

3) Estimativa da resistência ao impacto:

O bloco de acrílico que contém o espécime foi montado na máquina de ensaio de impacto com o eixo do dente perpendicular ao pêndulo do dispositivo de ensaio. O espécime foi atingido pelo pêndulo e a resistência ao impacto foi registada em joules (j), os valores foram convertidos e tabulados em kilojoules (kj). A área da superfície do dente fracturado foi medida utilizando a planimetria.

A área da superfície fracturada de cada dente foi medida através do registo de uma fotografia da superfície utilizando uma câmara digital ligada a um computador. A área de superfície de toda a secção foi calculada utilizando 50 pontos em cada um dos limites da respectiva área, utilizando o AutoCAD 2000 (pacote de software), os valores foram registados em mm^2 e depois convertidos e tabelados em m^2. A resistência ao impacto (kj/m^2) foi calculada dividindo a resistência ao impacto (kj) pela área da superfície fracturada (m^2) e analisada estatisticamente.

ANÁLISE ESTATÍSTICA:

1) Média $\overline{X} = \frac{\Sigma xi}{n}$

Em que i = 1, 2, ... n

n = Número total de amostras estudadas

2) Desvio padrão

$$S.D. = \sqrt{\frac{\Sigma (Xi - \overline{X})^2}{n-1}}$$

3) Teste t de Student não pareado

$$t = \frac{\overline{X}_1 - \overline{X}_2}{\text{SE of difference}}$$

$\overline{X}_1$ = Média de um grupo

$\overline{X}_2$ = Média de outro grupo

$SE = \frac{SD}{\sqrt{n}}$

4) ANOVA de uma via

$$f = \frac{\text{Between group variance}}{\text{Within group variance}}$$

Variância = SD^2

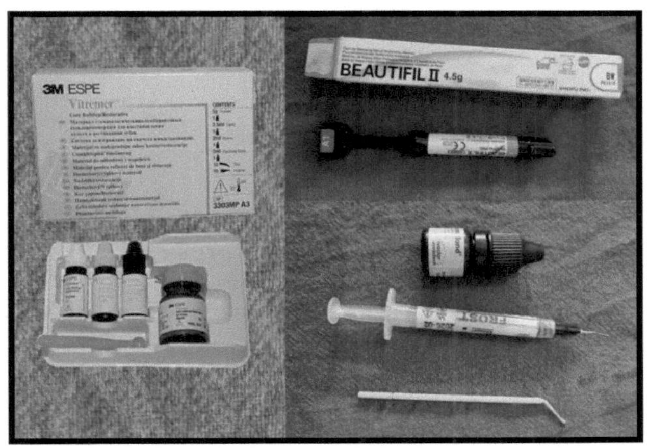

Fig. 1: Materiais utilizados no estudo

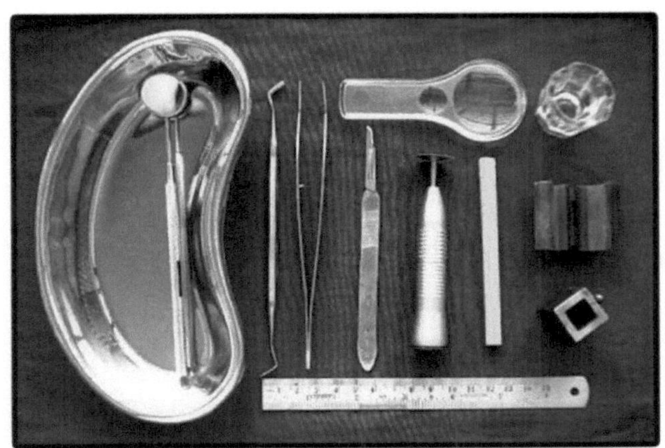

Fig. 2: Armamento

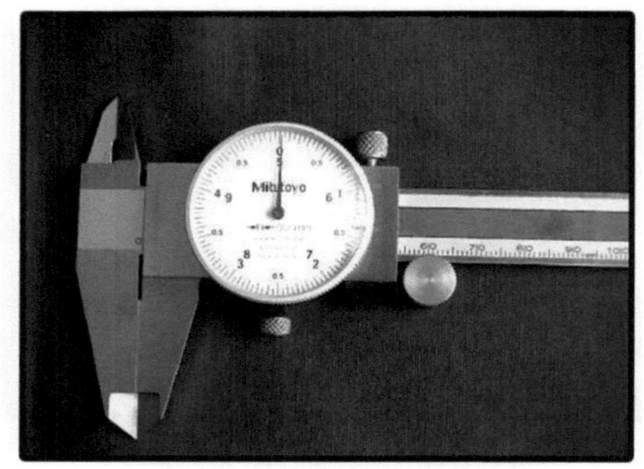

Fig. 3: Paquímetro

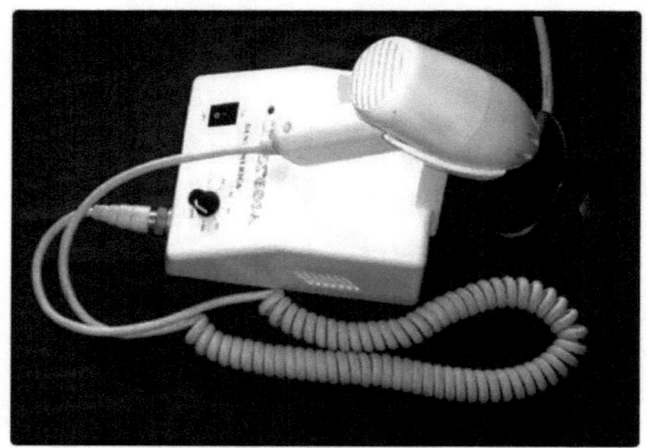

Fig. 4: Unidade de fotopolimerização

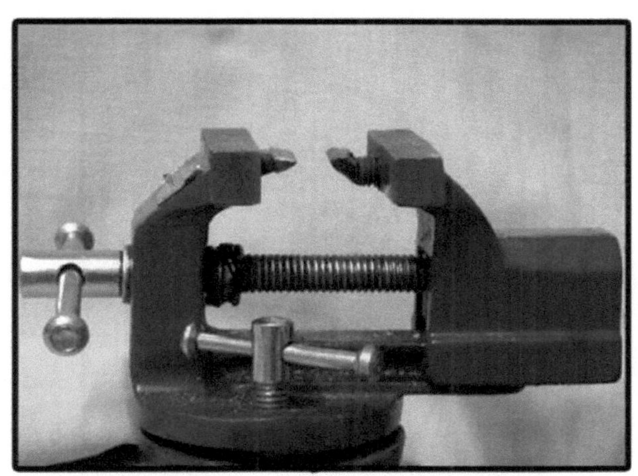

Fig. 5: Gabarito utilizado para a fracturação dos dentes

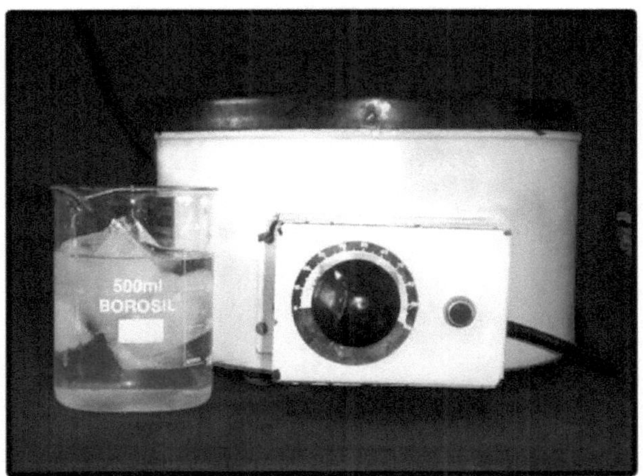

Fig. 6: Unidade de termociclagem

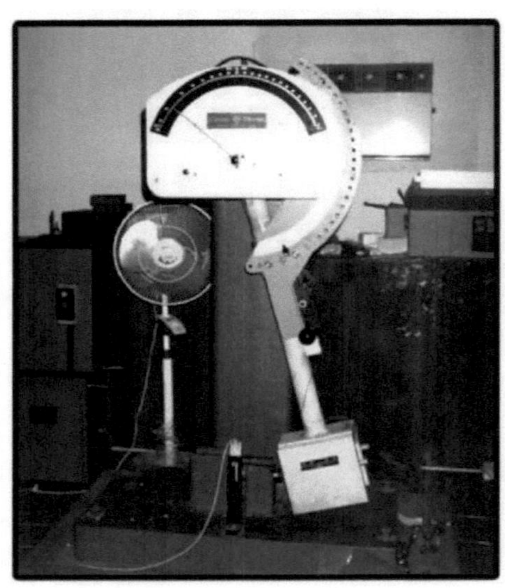

Fig. 7: Máquina de ensaio de impacto

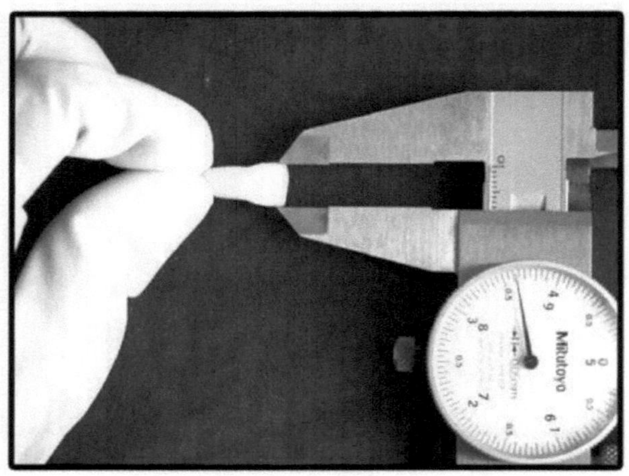

Fig. 8: Paquímetro com amostra de dente

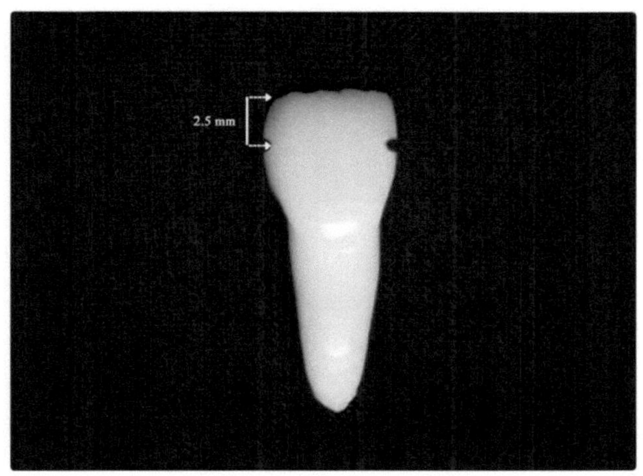

Fig. 9: Colocação do entalhe pequeno mesialmente e distalmente

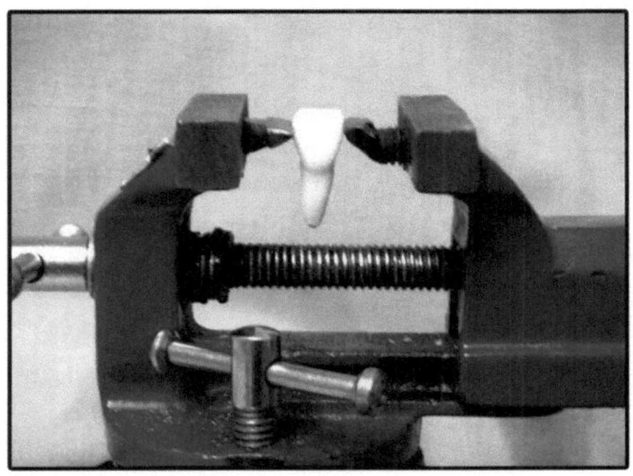

Fig. 10: Amostras de dentes montadas no gabarito

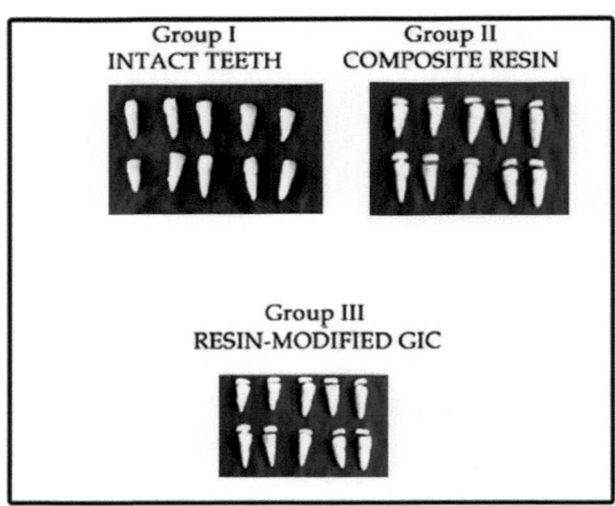

Fig. 11: Amostras após a fracturação

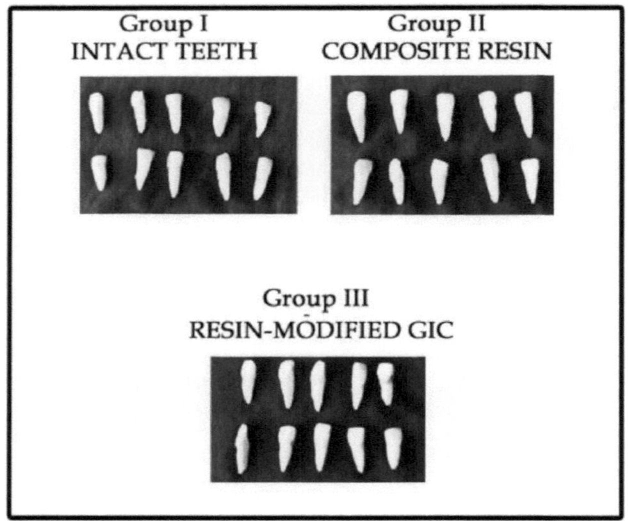

Fig. 12: Amostras após a colagem

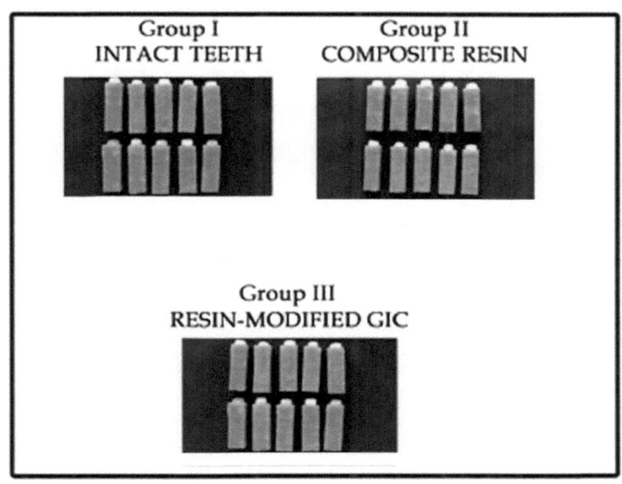

Fig. 13: Amostras montadas na base

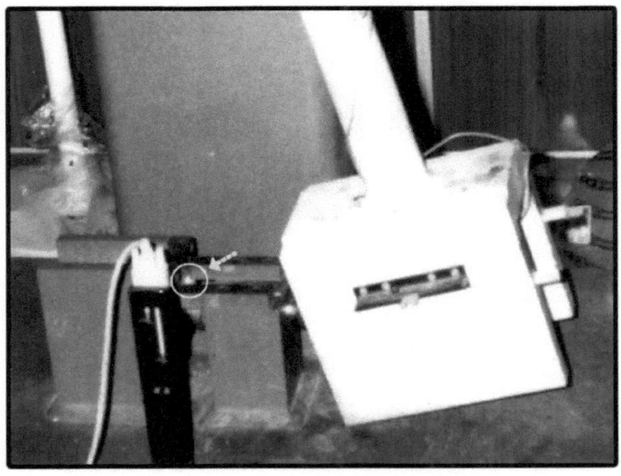

Fig. 14: Amostra a ser testada na máquina de ensaio de impacto

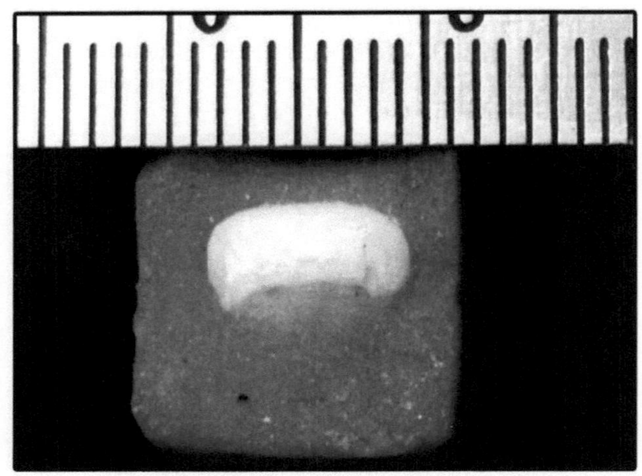

Fig. 15: Superfície fracturada da amostra

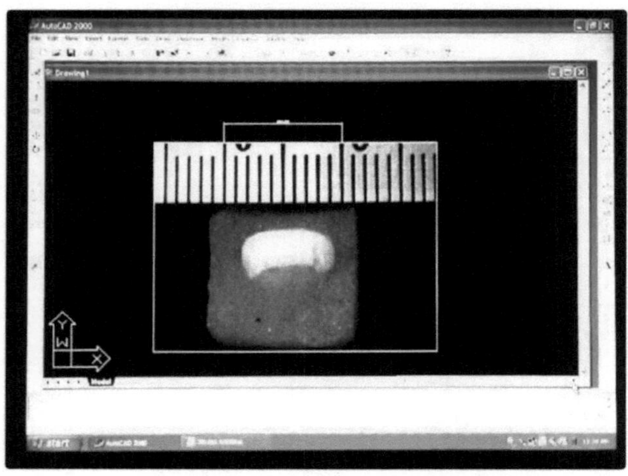

Fig. 16: Área de superfície fracturada a ser medida utilizando o software Auto CAD

DISCUSSÃO

O traumatismo dentário representa uma ameaça significativa para a saúde dentária das crianças.[30] Investigações recentes sobre a incidência de traumatismo dentário, especialmente nas populações pediátrica e adolescente, tornaram claro que esta lesão específica afecta até um terço dos pacientes neste grupo etário.

A restauração funcional, estética e biológica dos incisivos fracturados representa frequentemente um desafio clínico assustador. As técnicas que aceleram e simplificam o tratamento, restauram a estética e melhoram as taxas de sucesso a longo prazo são, portanto, de valor potencial e devem ser consideradas.[38]

Os avanços na tecnologia adesiva continuam a impulsionar uma filosofia de tratamento minimamente invasiva crescente entre os dentistas, como evidenciado pelo interesse renovado na IERT (Incisal Edge Reattachment Technique). A preparação menos IER (Incisal Edge Reattachment) com uma abordagem adesiva moderna é convincente porque a maioria das fracturas incisais ocorre com uma perda mínima ou nula de estrutura dentária.[39]

Os materiais mais utilizados na recolocação de fragmentos foram as resinas compostas[13,36,39] e os agentes de ligação à dentina.[5,10] Recentemente, surgiram relatos de reimplantação bem-sucedida com GIC. Ainda não foram relatados estudos comparáveis sobre materiais de restauração híbridos e utilização de resinas na reinserção de fragmentos.

Assim, o presente estudo in vitro foi realizado com o objetivo de estimar e comparar a resistência ao impacto de dentes anteriores colados com fragmentos, utilizando 2 materiais de restauração adesivos diferentes.

Foram selecionados 30 incisivos centrais permanentes humanos sólidos extraídos com o objetivo de reabilitação total da boca ou de doenças periodontais. Foram selecionados dentes sem fissuras, sem defeitos de desenvolvimento e não cariados. As dimensões mesiodistais de todos os dentes foram medidas e os dentes que apresentavam uma diferença de dimensão superior a 20% em relação à média foram descartados. Os incisivos centrais foram selecionados, uma vez que são mais propensos a traumatismos devido à sua protrusão anterior e posição causada pelo seu processo eruptivo.[17,42]

Os dentes recolhidos foram limpos com uma pasta de pedra-pomes, lavados com água com sabão e armazenados em água destilada antes e durante o período de estudo. Foi utilizada água destilada como meio de armazenamento, uma vez que não afecta a permeabilidade da dentina e a resistência de união.[22,53,58]

Dois pontos foram marcados (mesial e distalmente) a 2,5 mm de distância e paralelos à borda incisal usando um paquímetro, pequenos entalhes foram colocados nesses pontos com um disco de diamante. Isto foi feito para padronizar o procedimento de fratura dos dentes e para imitar a fratura de classe II de Ellis que ocorre clinicamente, uma vez que é o tipo mais comum de lesão traumática que afecta os dentes anteriores.[1,17,30,31,44]

Os espécimes foram fracturados transversalmente ao longo eixo do dente utilizando 2 lâminas personalizadas montadas num torno, de acordo com as recomendações de Farik e Mungsgaard[36] , Farik B et al .[13]

A fracturação dos dentes foi preferida à secção porque:

1) Uma superfície fracturada tende a correr paralelamente à direção principal dos prismas de esmalte, enquanto a orientação da superfície seccionada foi ditada pelo alinhamento da roda do acutomo.
2) Os primeiros tinham hastes principalmente nas suas dimensões longas, em contraste com a superfície plana do disco, que não tem um plano preferido, mas

corta as hastes de esmalte para proporcionar uma exibição de uma variedade de hastes cortadas oblíqua ou transversalmente.

3) A anatomia da superfície produzida pelo seccionamento é provavelmente diferente da produzida como resultado da fratura.

4) Uma camada de esfregaço é produzida por seccionamento, mas não é encontrada numa superfície fracturada.

5) Significativamente, uma superfície de esmalte condicionada e fracturada produziu a maior área de superfície para colagem.

6) A secção não simula exatamente o trauma, é reprodutível, mas 0,5 mm da estrutura dentária foi perdida como resultado da secção do acutoma, pelo que os fragmentos não se encaixam na estrutura dentária restante com a mesma precisão que em caso de fratura. (Gwinnett JA[14] , Badami et al)[7]

O procedimento IER pode ser efectuado com ou sem preparação. Neste estudo, não foi colocado nenhum bisel no dente ou no fragmento, de acordo com as recomendações de Farik B et al.[13] . Os autores demonstraram uma resistência ao impacto favorável quando os fragmentos foram colados sem preparação. A melhoria dos adesivos hidrofílicos combinada com a técnica de condicionamento ácido tornou possível a técnica de fixação sem preparação adicional do local da fratura ou do fragmento do dente.[42]

Clinicamente, este achado é importante, uma vez que o dente envolvido já foi submetido a um insulto traumático. Idealmente, parece que o procedimento de restauração deve exigir uma preparação mínima do dente, de modo a diminuir o trauma manipulativo no dente e o tempo de cadeira. Assim, uma técnica "sem preparação" preenche este requisito, em vez de uma técnica demorada de "biselamento".[4]

A técnica de condicionamento total (condicionamento simultâneo do esmalte e da dentina) foi utilizada para condicionar as superfícies fracturadas. Este tipo de condicionamento remove a camada de smear layer e expõe as fibras de colagénio para uma penetração eficaz do adesivo. Estudos demonstraram 100% de sucesso com a utilização de agentes adesivos de dentina de quinta geração.

Além disso, tempos de condicionamento tão breves como 15 segundos foram suficientes para condicionar o esmalte e a dentina.[57]

Foi utilizado o "Single Bond", um adesivo de quinta geração (tipo 2), que contém primário e adesivo num só frasco. A principal razão para utilizar um adesivo foi combater o efeito da contração da polimerização e permitir a penetração do compósito na superfície do esmalte e da dentina gravados para proporcionar uma melhor ligação à estrutura dentária. O adesivo Single Bond proporciona uma taxa de retenção de até 97% e uma recuperação da resistência à fratura semelhante à dos dentes intactos. Os seus valores de resistência de união variam entre 17 e 30MPa.[5,10,50]

As resinas compostas têm sido amplamente utilizadas em técnicas de recolocação de fragmentos, uma vez que proporcionam propriedades físicas mais elevadas e uma melhor ligação à estrutura dentária na presença de resina não preenchida. Requerem uma força de ligação relativamente mais elevada para uma retenção adequada e adaptação marginal, porque ocorrem forças de contração substanciais dentro do compósito à medida que este polimeriza.[31]

O cimento de ionómero de vidro modificado por resina combina as propriedades positivas dos cimentos de polialkenoato de vidro com as propriedades positivas dos materiais compósitos, numa tentativa de produzir o material de restauração ideal. Têm uma reação de presa dupla, ou seja, tanto a polimerização ácido-base como a polimerização da resina. Os iões de poliacrilato integram-se fortemente e ligam-se irreversivelmente à hidroxiapatite, deslocando os iões de cálcio e fosfato. A força de adesão é proporcional à força do cimento.[32]

Após a restauração, todos os dentes foram submetidos a uma termociclagem entre 2 banhos com um diferencial de temperatura de 6^0 C a 60^0 C ($\pm 2°$ C) durante 100 ciclos com um tempo de permanência de 30 segundos em cada banho. A termociclagem foi efectuada para simular as condições intra-orais. É o processo in vitro de submeter a restauração e o dente a temperaturas extremas que confirmam as encontradas na cavidade oral.[51,56]

Os valores de resistência ao impacto foram registados utilizando uma máquina de ensaio de impacto (tipo pêndulo), que simula uma situação de trauma. Tal como demonstrado por Stokes e Hood[25] , um sistema de impacto pendular simula a fratura por impacto clínico em incisivos centrais humanos. Os valores da área de superfície da fratura foram calculados utilizando um AutoCAD 2000 (software).

Os resultados deste estudo, ao comparar a resistência ao impacto de dentes ligados a fragmentos dentro dos grupos experimentais, utilizando resina composta e cimento de ionómero de vidro modificado com resina, mostraram diferenças estatisticamente significativas entre o compósito e o cimento de ionómero de vidro modificado com resina. Este facto está correlacionado com o estudo de resistência de união realizado por Almuammar MF et al[11] , em que o compósito mostrou uma maior resistência de união ao cisalhamento do que o RMGIC.

A relação entre resina e fibra em materiais compósitos pode variar entre 20% de fibras e 80% de resina, 70% de fibras e 30% de resina. Assim, no nosso estudo, foi utilizado o adesivo Single Bond, o que poderá ter conduzido a resultados comparáveis aos dos compósitos.

Os resultados do nosso estudo não mostraram diferenças estatisticamente significativas na resistência ao impacto dos dentes reimplantados dos grupos Composite e RMGIC.

Os resultados do presente estudo revelaram que o grupo de controlo apresentou valores médios de resistência ao impacto mais elevados quando comparados com os grupos experimentais que utilizaram resina composta e cimento de ionómero de vidro modificado com resina. Estes resultados estão de acordo com os valores de resistência à fratura obtidos em estudos anteriores.[7,21,45]

Os resultados do nosso estudo não se correlacionaram com o estudo de Farik B et al[13] onde foram utilizados dentes bovinos em comparação com os incisivos centrais humanos utilizados no presente estudo. Este facto levou à variação dos resultados, uma vez que os dentes de bovino são maiores em tamanho e espessura, com maior área de superfície e apresentaram valores mais elevados de resistência de união, o que poderia ter determinado os valores mais elevados de resistência ao impacto (30,2± 1,86 kj/m^2 para dentes intactos e 30,6± 2kj/m^2 dentes colados) em comparação com o nosso estudo, com valores médios de resistência ao impacto de 12,42± 6,86 kj/m^2 para dentes intactos e 1,38± 0,88 kj/m^2 para dentes colados. E também o uso da máquina de teste de impacto em nosso estudo, que tinha um pêndulo pesando 7 kg em comparação com o pêndulo de 5 kg, que foi usado em seu estudo.

Foram observadas diferenças nos valores da área de superfície de fratura entre os dentes humanos utilizados no nosso estudo e os dentes bovinos utilizados em estudos anteriores.[5,7,13,21,39] Isto deveu-se, nomeadamente, às dimensões mais pequenas dos dentes humanos em comparação com os dentes de bovinos.

Os resultados do nosso estudo não puderam ser comparados com estudos anteriores (Dean et al[4] , Pagliarini[6] , Reis et al[42]) utilizando dentes humanos, pois utilizaram dentes anteriores mandibulares, de menor tamanho. E também a avaliação da resistência à fratura, onde foram utilizadas velocidades de cruzamento de 0,5mm/min - 500mm/min em estudos anteriores[3,5,7,20,21,23,36,37,39,42,45,46] quando comparados com os valores de resistência ao impacto registados no nosso estudo.

A reintegração do fragmento coronal original de dentes anteriores fracturados e traumatizados, restaurados com resina composta e RMGIC, não resistiria a um segundo golpe traumático na mesma medida que os dentes intactos. No entanto, estes materiais podem ser utilizados como restauração a curto e médio prazo até se encontrar uma alternativa adequada.

RESULTADOS

O presente estudo in vitro foi realizado com o objetivo de avaliar e comparar a resistência ao impacto de dentes anteriores colados com fragmentos, restaurados com resina composta (shofu) e RMGIC (Vitremer). Os valores de resistência ao impacto foram registados utilizando uma máquina de ensaios de impacto e o software AutoCAD 2000. Os valores registados foram analisados estatisticamente através do teste 't' de student e ANOVA.

Os resultados do presente estudo foram avaliados de acordo com as seguintes rubricas.

1. Carta de referência com os valores da resistência ao impacto (em j e kj) e da superfície de fratura (em m$\boldsymbol{m}^2$ e $\boldsymbol{m}^2$) de dentes intactos e de dentes ligados por fragmentos. (Anexo)
2. Tabela 1: Mostra a média e o desvio padrão da resistência ao impacto de dentes intactos e colados a fragmentos (em kj /$\boldsymbol{m}^2$)
3. Tabela 2: Mostra a comparação da resistência ao impacto entre os vários grupos experimentais.
4. Tabela 3: Mostra a comparação da resistência ao impacto entre os grupos de controlo e experimental.

Observações do mapa-mestre

O gráfico mestre mostra os valores da resistência ao impacto e da área de superfície de fratura de dentes intactos e colados a fragmentos utilizando resina composta e RMGIC. Os valores da resistência ao impacto foram registados em joules e convertidos em kilo joules. Os valores da área da superfície de fratura foram tabulados em m$\boldsymbol{m}^2$ e convertidos para m^2.

Observações do quadro 1:

Mostra a média e o desvio padrão para a resistência ao impacto de dentes intactos e ligados por fragmentos (em kj/m^2) utilizando Resina Composta e RMGIC.

O controlo (Grupo I) apresentou uma pontuação média de resistência ao impacto de (12,42± 6,86).

As pontuações médias de resistência ao impacto dos grupos experimentais são as seguintes

- A resina composta (Grupo II) apresentou uma pontuação média de resistência ao impacto de (1,38± 0,88).
- O RMGIC (Grupo III) apresentou uma pontuação média de resistência ao impacto de (0,95± 0,85)

Observações do quadro 2 e do gráfico 1:

Mostra a comparação da resistência ao impacto entre os grupos experimentais.

O Grupo II de resina composta apresentou valores médios de resistência ao impacto de (1,38± 0,88) com uma diferença média de 0,43 quando comparado com o Grupo III de RMGIC (0,95± 0,85). Assim, os valores do grupo de resina composta não foram estatisticamente significativos quando comparados com o grupo RMGIC.

Não foram encontradas diferenças estatisticamente significativas quando os valores do grupo da resina composta foram comparados com os do grupo RMGIC.

Observações do quadro 3 e do gráfico 2:

Mostra a comparação da resistência ao impacto entre o controlo (Grupo I) e os grupos experimentais [Resina composta (Grupo II) e RMGIC (Grupo III)].

Os dentes intactos (Grupo I) apresentaram valores médios de resistência ao impacto de 12,42± 6,86 kj/m^2.

A resina composta (Grupo II) apresentou valores médios de resistência ao impacto de (1,38± 0,88) kj/m^2 com uma diferença média de 11,04 quando comparado com o grupo de controlo, o que foi estatisticamente significativo (P < 0,01).

O RMGIC (Grupo III) apresentou valores médios de resistência ao impacto de (0,95± 0,85) kj/m^2 com uma diferença média de 11,47 em comparação com o grupo de controlo, que foi estatisticamente significativa (P < 0,01).

Os resultados mostraram que o grupo de controlo apresentou uma diferença significativa superior quando comparado com os grupos experimentais que utilizaram a resina composta e o RMGIC.

Tabela 1: MOSTRA A MÉDIA E O DESVIO PADRÃO PARA A RESISTÊNCIA AO IMPACTO DE DENTES INTACTOS E LIGADOS A FRAGMENTOS (EM KJ /M^2) UTILIZANDO RESINA COMPOSTA E RMGIC

	Grupo I (Controlo)	**Grupo II (Resina composta)**	**Grupo III (RMGIC)**
1	20.064	0.571	1.482
2	4.357	0.419	0.270
3	12.792	1.321	0.588
4	15.811	2.485	3.125
5	24.444	0.333	0.423
6	3.5	2.458	0.793
7	11.031	1.964	0.379
8	4.869	0.413	0.541
9	12.548	1.677	0.923
10	14.8	2.185	0.952
Média	12.42	1.38	0.95
S.D	6.86	0.88	0.85

Tabela 2: MOSTRA A COMPARAÇÃO DA RESISTÊNCIA AO IMPACTO ENTRE OS VÁRIOS GRUPOS EXPERIMENTAIS.

Grupos	Resistência ao impacto		Diferença entre grupos		
	Média	S.D		Média diferença	Significado
II (Resina composta)	1.38	0.88	II-III	0.43	NS
III (RMGIC)	0.95	0.85			P< 0,01 S

ANOVA f = 3,63, P < 0,01 significativo II > III

Tabela 3: MOSTRA A COMPARAÇÃO DA RESISTÊNCIA AO IMPACTO ENTRE OS GRUPOS DE CONTROLO E EXPERIMENTAL.

Grupos	Amostras	Resistência ao impacto			Grupos de estudo Vs controlo		
		Gama	Média	S.D		Média diferença	Significado
I Controlo	10	3.50-24.44	12.42	6.86			
II Resina composta	10	0.33-2.54	1.38	0.88	I-II	11.04	P < 0,01 S
III RMGIC	10	0.27-3.13	0.95	0.85	I-III	11.47	P< 0,01 S

F = 44.9 P < 0,01 S

GRÁFICO 1 : MOSTRA A COMPARAÇÃO DA RESISTÊNCIA AO IMPACTO ENTRE OS VÁRIOS GRUPOS EXPERIMENTAIS

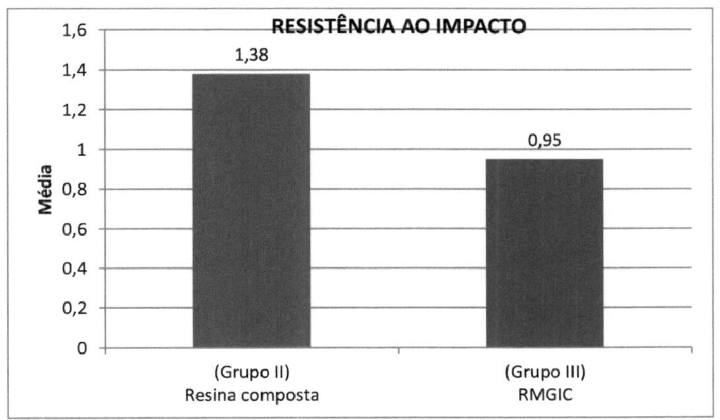

GRÁFICO 2 : MOSTRA A COMPARAÇÃO DA RESISTÊNCIA AO IMPACTO ENTRE OS GRUPOS DE CONTROLO E EXPERIMENTAL

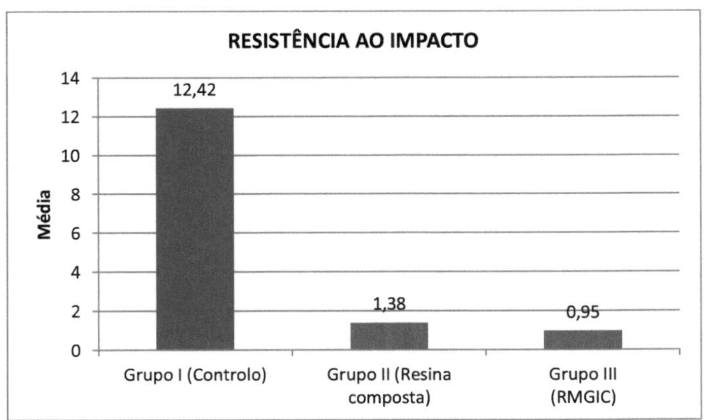

RESUMO E CONCLUSÃO

Este estudo permitiu tirar as seguintes conclusões:

1) O compósito comparado com o RMGIC demonstrou valores de resistência ao impacto significativamente mais elevados quando os fragmentos fracturados foram colados.

2) O grupo de controlo apresentou valores de resistência ao impacto estatisticamente mais elevados em comparação com os grupos experimentais ligados por fragmentos.

Dentro das limitações deste estudo, podemos concluir que os compósitos proporcionam uma melhor adesão quando os fragmentos fracturados foram colados. Embora estes materiais não sejam comparáveis a dentes intactos, podem ser utilizados como restauração semi-permanente, até se encontrar uma alternativa adequada.

No entanto, os resultados do presente estudo devem ser corroborados com mais investigação para se chegar a uma conclusão definitiva.

O presente estudo in vitro foi efectuado no Departamento de Pedodontia e Medicina Dentária Preventiva, Maharaja Ganga Singh Dental College and Research Centre, Sri Ganganagar, em associação com o Departamento de Metalurgia, SKIT, Jaipur, Rajasthan.

O objetivo deste estudo foi estimar e comparar a resistência ao impacto de dentes anteriores colados com fragmentos, restaurados através da colagem do fragmento fracturado utilizando 2 materiais de restauração diferentes.

No nosso estudo, foram selecionados 30 incisivos centrais permanentes humanos sólidos e divididos em 3 grupos de 10 cada, controlo (Grupo I) e grupos experimentais (Grupo II, Grupo III,).

Todos os espécimes dos grupos experimentais foram fracturados transversalmente ao longo eixo do dente e restaurados com resina composta e RMGIC, seguindo as instruções do fabricante. Todos os dentes intactos foram utilizados como controlo.

Após a restauração, todos os espécimes foram submetidos a termociclagem e embutidos num bloco de acrílico. Os valores de resistência ao impacto foram obtidos testando os espécimes numa máquina de ensaios de impacto (tipo pêndulo) e a área da superfície de fratura foi calculada utilizando o AutoCAD 2000 (software). Os valores da resistência ao impacto (kj/$\boldsymbol{m^2}$) foram registados dividindo a resistência ao impacto (kj) pela área da superfície fracturada ($\boldsymbol{m^2}$) e analisados estatisticamente.

REFERÊNCIAS

1) **Caliskan MK, Turkun M.** Clinical investigation of traumatic injuries of permanent incisors in Izmir, Turkiye. Endod Dent Traumatol 1995; 11: 210-213.

2) **Croll TP.** Reparação de fratura grave de coroa com ionómero de vidro e colagem de resina composta. Quintessence Int 1988; 19 (9): 649 - 654.

3) **Dean JA, Minutillo AL, Moore BK.** Uma comparação entre uma base e um revestimento de ionómero de vidro fotopolimerizável híbrido e um acessório de fragmento de dente de resina fotopolimerizável. Pediatr Dent 1998; 20 (1): 49 - 52.

4) **Dean JA, Avery DR, Swartz ML.** Fixação de fragmentos de dentes anteriores. Pediatr Dent 1986; 8(2): 139 - 143.

5) **Farik B, Munksgaard EC, Kreiborg S, Andreasen JO.** Colagem adesiva de dentes anteriores fragmentados. Endod Dent Traumatol 1998; 14: 119 - 123.

6) **Pagliarini A, Rubini R, Rea M, Campese M.** Fratura da coroa: eficácia dos actuais adesivos de esmalte e dentina na reintegração de fragmentos fracturados. Quintessence Int 2000; 31: 133-136.

7) **Badami AA, Dunne SM, Scheer B.** Uma investigação in vitro sobre a resistência ao cisalhamento de dois agentes de ligação à dentina utilizados na recolocação de fragmentos de bordos incisais. Endod Dent Traumatol 1995, 11: 129 - 135.

8) **Amir E, Bar-Gil B, Sarnat H.** Restauração de incisivos centrais superiores imaturos fracturados utilizando os fragmentos da coroa. Pediatr Dent 1986; 8(4): 285 - 288.

9) **Baratieri LN, Monteiro S, De Andrada MAC.** Recolocação de fratura dentária: Relato de casos. Quintessence Int 1990; 21(4): 261 - 270.

10) **Farik B, Munksgaard EC, Andreasen JO, Kreiborg S.** Dentes fracturados colados com adesivos de dentina com e sem resina não preenchida. Dent Traumatol 2002; 18: 66 - 69.

11) **Alumuammar M.F, Schulman A, Salama FS.** Resistência de união ao cisalhamento de seis materiais de restauração. J Clin Pediatr Dent 2001; 25 (3): 221 - 224.

12) **Hse KMY, Leung SK, Wei SHY.** Materiais de ionómero de resina para crianças: Uma revisão. Aust Dent J 1999; 44 (1): 1 - 11.

13) **Farik B, Munksgaard EC, Andreasen JO.** Resistência ao impacto de dentes restaurados por colagem de fragmentos. Endod Dent Traumatol 2000; 16: 151 - 153.

14) **Gwinnett AJ.** Alterações estruturais no esmalte e dentina de dentes anteriores fracturados após condicionamento ácido in vitro. JADA 1973; 86: 117 - 122.

15) **Trabert KC, Caput AA, Abou-Rass M.** Fratura Dentária - Uma Comparação de Tratamentos Endodônticos e Restauradores. J Endod 1978; 4 (11): 341 - 345.

16) **Simonsen RJ.** Restauração de um incisivo central fracturado utilizando fragmento de dente original. JADA 1982; 105: 645 - 648.

17) **Oluwole TO, Leverett DH.** Levantamento clínico e epidemiológico de adolescentes com fraturas de coroa de dentes anteriores permanentes. Pediatr Dent 1986; 8(3): 221 - 225.

18) **Ehrmann EH.** Restauração de um incisivo fraturado com polpa exposta utilizando fragmento de dente original: relato de caso. JADA 1989; 118: 183 - 185.

19) **Mathis RS, Ferracane SL.** Propriedades de um material híbrido de ionómero de vidro / resina - compósito. Dent Mater 1989; 5: 355 - 358.

20) **Andreasen FM, Daugaard-Jensen J, Munksgaard EC.** Reforço de incisivos fracturados por coroas coladas com facetas de porcelana. Endod Dent Traumatol 1991; 7: 78 - 83.

21) **Munksgaard EC, Hojtved L, Jorgensen EHW, Andreasen FM, Andreasen JO** Fracturas de coroas de esmalte-dentina coladas com vários agentes de colagem. Endod Dent Traumatol 1991; 7; 73 - 77.

22) **Rueggeberg FA.** Substrato para teste de adesão à estrutura dentária - Revisão da literatura. Dent Mater 1991; 7: 2 - 10.

23) **Andreasen FM, Steinhardt U, Bille M, Munksgaard EC.** Colagem de fragmentos de coroa de esmalte e dentina após fratura da coroa - Um estudo experimental utilizando agentes de colagem. Endod Dent Traumatol 1993; 9: 111 - 114.

24) **Baratieri LN, Monteiro S, Cardoso AC, De melo Filho JC.** Fratura coronal com invasão do leito biológico: relato de caso. Quintessence Int 1993; 24: 85 - 91.

25) **Stokes AN, Hood JAA.** Caraterísticas da fratura por impacto de incisivos centrais humanos intactos e coroados. J Oral Rehab 1993; 20: 89 - 95.

26) **Zerman N, Cavalleri G.** Lesões traumáticas em incisivos permanentes. Endod Dent Traumatol 1993; 9: 61 - 64.

27) **Burgess J, Norling B, Summit J.** Materiais de restauração de ionómero de resina: A nova geração. J Esthet Dent 1994; 6(5): 207 - 215.

28) **Bell RB, Barkmeier WW.** Restaurações e revestimentos de ionómero de vidro: Resistência de ligação ao cisalhamento à dentina. J Esthet Dent 1994; 6 (3): 129 - 135.

29) **Andreasen FM, Noren JG, Andreasen JO, Engelhardtsten S, Lindh-Stromberg U.** Sobrevivência a longo prazo da colagem de fragmentos no tratamento de coroas fracturadas: Um estudo clínico multicêntrico. Quintessence Int 1995; 26: 669 - 681.

30) **Cavalleri G, Zerman N.** Fracturas traumáticas da coroa em incisivos permanentes com raízes imaturas: um estudo de acompanhamento. Endod Dent Traumatol 1995; 11: 294 - 296.

31) **Swift EJ, Pawlus MA, Vargas MA.** Resistência ao cisalhamento de materiais de restauração de ionómero de vidro modificado por resina. Oper Dent 1995; 20: 138 - 143.

32) **Desai M, Tyas MJ.** Adesão ao esmalte de materiais dentários poli-ácidos fotopolimerizados. Aust Dent J 1996; 41 (6): 393 - 397.

33) **Abate PF, Bertacchini SM, Polack MA, Macchi RL.** Adesão de um compómero a estruturas dentárias. Quintessence Int 1997; 28: 508 - 512.

34) **Berg JH.** O continuum de materiais de restauração em dentisteria pediátrica - uma revisão para o clínico. Pediatr Dent 1998; 20(2): 93 - 100.

35) **Miyazaki M, Iwasaki K, Soyamura T, Onose H, Moore BK.** Ionómeros de vidro modificados por resina: Resistência de união à dentina versus tempo. Oper dent 1998; 23: 144 - 149.

36) **Farik B, Munksgaard EC, Andreasen JO, Kreiborg S.** Secagem e re-humidificação de fragmentos de coroas anteriores antes da colagem. Endod Dent Traumatol 1999; 15: 113 - 116.

37) **Farik B, Munksgaard EC.** Resistência à fratura de dentes intactos e colados com fragmentos a várias velocidades da força aplicada. Eur J Oral Sci 1999, 107: 70 - 73.

38) **Murchison DF, Burke FJT, Worthington RB.** Reatamento da borda incisal: indicações para uso e técnica clínica. Br Dent J 1999, 186 (12): 614 - 619.

39) **Worthington RB, Murchison DF, Vanderwalle KS.** Recolocação da borda incisal: o efeito da preparação, utilização e desenho. Quintessence Int 1999, 30: 637 - 643.

40) **Chu FCS, Yim TM, Wei SHY.** Considerações clínicas sobre a recolocação de fragmentos dentários. Quintessence Int 2000; 31: 385 - 391.

41) **Garcia-Ballesta C, Perej-Lajaris L, Cortes-Lillo O, Chiva-Garcia F.** Avaliação clínica da técnica de colagem em fracturas de coroas. J Clin Pediatr Dent 2001; 25(3): 195-197.

42) **Reis A, Francci C, Loguerico AD, Carrilho MRO, Rodregues LE.** Re-inserção de dentes anteriores fraturados: Resistência à fratura utilizando diferentes técnicas. Oper Dent 2001; 26: 287 - 294.

43) **Olsburgh S, Jacoby T, Krejci I.** Fracturas da coroa na dentição permanente: considerações pulpares e de restauração. Dent Traumatol 2002; 18: 103 - 115.

44) **Rappelli G, Massaccesi C, Putignano A.** Procedimentos clínicos para a recolocação imediata de um fragmento dentário. Dent Traumatol 2002; 18: 281 - 284.

45) **Demarco FF, Fay R-M, Pinzon LM, Powers JM.** Resistência à fratura de fragmentos coronais reimplantados - influência de diferentes materiais adesivos e preparação do bisel. Dent Traumatol 2004; 20: 157-163.

46) **Loguerico AD, Mengarda J, Amaral R, Kraul A, Reis A.** Efeito de fragmentos fracturados ou seccionados na resistência à fratura de diferentes técnicas. Oper Dent 2004; 29(3): 295-300.

47) **Reis A, Loguerico AD, Kraul A, Matron E.** Reinserção de dentes fraturados: uma revisão da literatura sobre técnica e materiais. Oper Dent 2004; 29(2): 226-233.

48) **Nakamichi I, Iwaku M, Fusayama T.** Bovine Teeth as possible substitutes in the adhesion test. J Dent Res 1983; 62 (10): 1076-1081.

49) **Oikarinen K.** Patogénese e mecanismo das lesões traumáticas dos dentes. Endod Dent Traumatol 1987; 3: 220-223.

50) **Cheung GSP, Renson CE.** Uma atualização sobre a utilização de adesivos dentários à base de resina. Dent Update 1991; 18: 250-253.

51) **Burger KM, Cooley RL, Garcia-Godoy F.** Effect of thermocycling times on dentin bond strength (Efeito dos tempos de termociclagem na resistência de união da dentina). J of Esthet Dent 1992; 4 (6): 197-199.

52) **Fowler CS Swartz ML, Moore BK, Rhodes BF.** Influência de variáveis selecionadas no teste de adesão. Dent Mater 1992; 8: 265-269.

53) **Goodis HE, Marshall GW, White JM, Gee L, Hornberger B, Marshall SJ.** Efeitos de armazenamento na permeabilidade da dentina e na resistência de união ao cisalhamento. Dent Mater 1993: 9: 79-84.

54) **Andreasen JO, Andreasen FM.** Livro-texto e atlas colorido de lesões traumáticas dos dentes. 3rd ed. Copenhaga: Munksgaard; 1994; 162-4.

55) **Erickson RL, Glasspole EA.** Colagem à estrutura dentária: uma comparação dos sistemas de ionómero de vidro e de resina composta. J Esthet Dent 1994; 6(5) : 227-243.

56) **Rossomando KJ, Wendt SL.** Termociclagem e tempos de permanência na avaliação de microinfiltração para restaurações coladas. Dent mater 1995, 11: 47-51.

57) **Swift EJ, Perdigão J, Heymann HO.** Colagem ao esmalte e dentina: uma breve história e estado da arte, 1995. Quintessence Int 1995; 26: 95-110.

58) **Dewald JP.** A utilização de dentes extraídos para estudos de colagem in vitro: uma revisão das considerações relativas ao controlo de infecções. Dent Mater 1997; 13: 74-81.

59) **Toshihiro K, Rintaro T.** Reidratação de fragmento de coroa 1 ano após a recolocação: Um relato de caso. Dental Traumatology 2005; 21(5):297-300.

60) **Oz IA, Haytaç MC, Toroglu MS.** Abordagem multidisciplinar para a reabilitação de uma fratura corono-radicular com fragmento original para estética imediata: um relato de caso com acompanhamento de 4 anos. *Dent Traumatol*. 2006; **22**: 48-52.

61) **Prabhakar AR, Kurthukoti AJ, Kayalvizhi G.** Uma comparação da resistência ao impacto de dentes anteriores ligados a fragmentos utilizando três materiais de restauração diferentes: Um estudo in vitro. Jornal da Sociedade Indiana de Pedodontia e Odontologia Preventiva 2007; 25(2):88-92.

62) **Brambilla GPM, Cavallé E.** Incisivos fracturados: uma abordagem restauradora criteriosa - parte 1. Inter Dent J. 2007;57:13-8.

63) **Yilmaz Y, Guler C, Sahin H, Eyuboglu Y.** Avaliação da recolocação de fragmentos dentários: um estudo clínico e laboratorial. Dent Traumatol. 2010;26: 308-14.

64) **Solomon Praveen Samuel, Shuxi Li, Indraneil Mukherjee, Yi Guo, Alpa C.** Mechanical properties of experimental dental composites containing a combination of mesoporous and nonporous spherical silica as fillers, 2009; j. dental.2009,07,012.

65) **Megha Bhargava, Inder Kumar, Pandit, Nikhil Srivastava, Neeraj Gugnani, Monika Gupta.** Uma avaliação de vários materiais e desenhos

de preparação de dentes utilizados para a recolocação de incisivos fracturados. Dental Traumatology 2010; 26: 409-412.

66) **Michelle Chazine, Maurizio Sedda, Hani F. Ounsi, Raffaele Paragliola.** Marco Ferrari, Simone Grandini. Avaliação da resistência à fratura de fragmentos incisais recolocados utilizando diferentes materiais e técnicas. Traumatologia Dentária 2011; 27: 15-18.

67) **Brar GS, Jindal R, Mahajan S, Toor RS.** Análise comparativa in vitro da resistência à fratura utilizando diferentes materiais adesivos e preparações em fragmentos de dentes recolocados. Jornal Internacional de Medicina Dentária Contemporânea 2011; 2(3):112 123.

68) **Flávio Fernando Demarco, Maximiliano Sergio Cenci , Anelise Fernandes Montagner.** Longevidade de restaurações de compósito definitivamente não é apenas sobre materiais,j.dental.2022.11.009.

69) **S.D. Heintze, V. Rousson.** Eficácia clínica das restaurações diretas de classe II - uma meta-análise, J Adhes Dent,14 (5) (2012)pp,407-431.

70) **Lilyan C. Yamasaki, André G. De Vito Moraes, Mathew Barros, Steven Lewis.** Desenvolvimento da polimerização de compósitos de resina "low-shrink": Cinética de reação, tensão de polimerização e qualidade de rede,2013;j. dental.2013.04.021.

71) **Abdulkhayum A, Munjal S, Babaji P, Chaurasia VR, Munjal S, Lau H, et al.** Avaliação in vitro da recuperação da resistência à fratura de um fragmento de dente anterior fracturado recolocado utilizando diferentes técnicas de recolocação. Jornal de Investigação Clínica e de Diagnóstico 2014; 8(3):208-211.

72) **C. Farrugia, J. Camilleri.** Propriedades antimicrobianas dos materiais de restauração convencionais e avanços nas propriedades antimicrobianas de resinas compostas e cimentos de ionómero de vidro; dent.mater.,31(2015),pp.e89-99.

73) **Sushma Shravani G, Karunakar P, Raji Viola Solomon, Siddhartha P, Sanjana Malleshwar.** Avaliação da resistência à fratura da reinserção de fragmentos dentários utilizando três técnicas e materiais diferentes: um estudo in vitro. Int j dent health sci 2016; 3(2):315-326.

74) **Cohenca N, Silberman A.** Imagiologia contemporânea para o diagnóstico e tratamento de lesões dentárias traumáticas: uma revisão. *Dent Traumatol.* 2017; **33**: 321-8

75) **Alshali RZ Alshali RZ, Silikas N, Satterthwaite JD.** Grau de conversão do bulk-fill em comparação com os compósitos de resina convencionais em dois intervalos de tempo. *Dent Mater.* 2018;29(9):e213-e217. doi: 10.1016/j.dental.2018. 05.011.

76) **Moshaverinia M, Navas A, Jahedmanesh N, Shah KC, Moshaverinia A, Ansari S.** Avaliação comparativa das propriedades físicas de um material de restauração dentária de ionómero de vidro reforçado. J Prosthet Dent. 2019 Aug 1;122(2):154-9.

77) **S.R.M. Veloso, C.A.A. Lemos, S.L.D. de Moraes, B.C. do Egito Vasconcelos, E.P. Pellizzer, G.Q. de Melo Monteiro**. Desempenho clínico de restaurações de resina composta bulk-fill e convencional em dentes posteriores: uma revisão sistemática e meta-análise.clin.oral investing.,23(2019),pp.221-233.

78) **KIM YG, HIRANO S, HIRASAWA T.** Propriedades físicas dos ionómeros de vidro modificados com resina. Dent Mater J. 1998;17(1):68-76.

79) **Balagopal S, Nekkanti S, Kaur K.** An In Vitro Evaluation of the Mechanical Properties and Fluoride-releasing Ability of a New Self-cure Filling Material. J Contemp Dent Pract. 2021 Feb 1;22(2):134-139.Pubmed PMID: 34257171.

80) **Taha Ayesha, Yasemin Yavuz, Shakil Moidin.** J Int Dent Med Res 2021; 14(1): 46-53)

81) **Thiago Henrique Scarabello Stape, Oskari Tulkki, Ikram Aqel Salim, Kaveh Nik Jamal, Mustafa Murat Mutluay, Arzu Tezvergil-Mutluay.** Reparação de compósitos: Sobre a resistência à fadiga de adesivos universais,2022,j.dental 2021.12.003 .

82) **Tyler Childs, Lianrui Chu, Leslie Barrera, Cori Ballard, Evelyn Fung, Kyumin Whang.** Compósitos dentários antimicrobianos com K18-metil metacrilato e K18-filler 2023;j.dental.23.10.024

83) **Chunxiao Jin, Jiuhong Deng, Peiyue Pan, Yuhuan Xiong, Liqing Zhu, Shanshan Gao.** Estudo comparativo do comportamento de desgaste por deslizamento e impacto de materiais de resina-cerâmica CAD/CAM e esmalte dentário 2023,j.dental 2022.11.010

REVISÃO DA LITERATURA

Gwinnett AJ (1973)[14] comparou superfícies de esmalte e dentina fracturadas e preparadas, antes e depois do condicionamento com ácido fosfórico a 50% durante um minuto. Os seus resultados mostraram que o condicionamento produziu um aumento significativo na porosidade do esmalte. Concluíram que a resina retida dentro desses poros serviria para reter mecanicamente uma colocação em massa de resina de polimerização a frio, concebida para restaurar o contorno estético do dente.

Trabert KC, Caput AA, Abou-Rass M (1978)[15] investigou a resistência ao impacto de incisivos centrais superiores a traumatismos simulados. Dentes não tratados, dentes tratados endodonticamente e dentes restaurados com o uso de pinos paralelos de aço inoxidável foram submetidos a impactos idênticos. Os resultados do seu estudo mostraram que a preservação da estrutura interna do dente e a utilização de pinos mais pequenos em dentes que foram tratados endodonticamente proporcionaram a máxima resistência à fratura.

Simonsen RJ (1982)[16] descreveu um procedimento de tratamento restaurador altamente conservador que envolveu a utilização da técnica de ataque ácido e de sistemas de resina composta para voltar a fixar o bordo incisal fracturado de um incisivo central superior num rapaz de 14 anos. Para manter toda a superfície de esmalte intacta, foi colocado um bisel de entalhe interno em forma de V no esmalte vestibular e as superfícies linguais foram tratadas com a preparação de bisel convencional. Concluíram que este era o método preferido, embora estivessem disponíveis outras opções de tratamento.

Amir E, Bar-Gil B, Sarnat H (1986)[8] apresentou um caso clínico em que dois incisivos centrais superiores imaturos com fracturas complicadas da coroa foram tratados utilizando a técnica de pulpotomia com hidróxido de cálcio. A restauração das coroas foi realizada através da colagem dos fragmentos de coroa fracturados utilizando a técnica de condicionamento ácido. O acompanhamento aos 36 meses mostrou uma polpa vital e funcional, manifestada pela formação de uma ponte de dentina no local da amputação e pela conclusão da formação da raiz.

Dean JA, Avery DR, Swartz ML (1986)[4] examinou as relações entre a preparação do dente e os tipos de material de resina na reparação de dentes anteriores fracturados através da reintegração de fragmentos de dente fracturados e o efeito do ângulo de fratura inicial na retenção do fragmento fixado. Os resultados revelaram que nenhuma preparação mecânica do esmalte foi tão retentiva como um bisel circunferencial de 45^0 . Além disso, uma resina fotopolimerizável provou ser tão retentiva como uma resina quimicamente polimerizável. Os dentes fracturados com um ângulo inclinado cervicalmente na direção lingual para facial, quando vistos proximalmente, eram mais retentivos do que outros tipos de fracturas.

Oluwole TO, Leverett DH (1986)[17] documentaram e descreveram a relação entre a prevalência/gravidade das fracturas dos dentes anteriores e a quantidade de sobressaliência, propensão para acidentes, predileção por sexo e idade entre 195 crianças. Concluíram que os rapazes sofrem lesões nos dentes com mais frequência do que as raparigas, 89% dos dentes envolvidos eram incisivos centrais superiores e a faixa etária dos 8 aos 12 anos apresentava a maior frequência de fracturas. Foi encontrada uma correlação positiva entre a frequência de lesões traumáticas dos incisivos centrais superiores permanentes, a sobressaliência incisal e a propensão das crianças para acidentes.

Croll TP (1988)[2] descreveu o caso de uma paciente adolescente que sofreu um golpe traumático na face e fracturou severamente o canino superior permanente, que foi restaurado rapidamente com uma técnica simples, utilizando material de cimentação de ionómero de vidro, antes da colagem tradicional de esmalte e compósito. Nas consultas de reavaliação pós-operatória de 6th e 12th meses, o dente não apresentava sinais ou sintomas de patose pulpar ou periodontal e tinha um aspeto natural, sem qualquer evidência visível da ocorrência de uma fratura.

Ehrmann EH (1989)[18] apresentou um caso clínico em que o bordo incisal de um dente anterior maxilar foi fracturado, resultando numa exposição pulpar. O dente foi tratado com pulpotomia parcial e a peça fracturada foi recolocada com um compósito ácido-etch. Uma radiografia efectuada 35 meses após a cirurgia mostrou uma ponte dentinária e tecidos periapicais saudáveis.

Mathis RS, Ferracane SL (1989)[19] analisaram as propriedades mecânicas de materiais híbridos fotopolimerizáveis, a sua solubilidade em água, a adesão à dentina e a rugosidade da superfície. Os resultados sugeriram que o material híbrido tinha propriedades mecânicas iniciais melhoradas, menor solubilidade em água, menor sensibilidade à humidade e menor fragilidade. Além disso, a adesão deste material ao tecido dentário não foi alterada em relação à do ionómero de vidro puro.

Baratieri LN, Monteiro S, De Andrada MAC (1990)[9] apresentaram dois casos clínicos de fraturas de incisivos centrais superiores com invasão de largura biológica. Descreveram uma modalidade de tratamento que restabelece, através da fixação do fragmento dentário, a estética e a função dos dentes anteriores, utilizando condicionamento ácido do esmalte/resina fluida/resina composta micropreenchida. Observaram em intervalos de 6 meses e 1 ano pós-recolocação, preservação da saúde periodontal e manutenção da cor.

Andreasen FM, Daugaard Jensen J, Munksgaard EC (1991)[20] determinou a resistência à fratura de incisivos de ovelha fracturados restaurados por condicionamento do esmalte e pré-tratamento da dentina com Gluma, seguido de uma resina não preenchida e, posteriormente, de uma faceta laminada de porcelana. Verificou-se que era possível obter uma resistência à fratura igual à dos incisivos intactos utilizando este método. Assim, sugeriram que as facetas laminadas de porcelana podem ser utilizadas para complementar a colagem de fragmentos, melhorando assim a estética e a função dentária.

Munksgaard EC et al (1991)[21] desenvolveram um modelo laboratorial adequado para testar a resistência dos incisivos fracturados restaurados com agentes de ligação e resinas, e testaram a resistência dos dentes restaurados com vários sistemas diferentes de ligação à dentina. Concluiu-se que, na colagem de incisivos fracturados, a utilização dos agentes de colagem de dentina Gluma, Tenure e Scotchbond 2, em combinação com o condicionamento ácido do esmalte e uma resina não preenchida, restaurava os incisivos a cerca de 50% da resistência à fratura original dos dentes.

Rueggeberg FA (1991)[22] na sua revisão demonstrou que havia uma miríade de factores que podem afetar significativamente os resultados dos testes de adesão aos tecidos dentários. Não existe uma metodologia única para a seleção ou preparação da superfície do substrato para o teste de adesão. Assim, existe a necessidade de métodos padronizados de análise, bem como de interpretação dos dados.

Andreasen FM et al (1993)[23] testaram a resistência à fratura de fragmentos de coroa ligados a incisivos fracturados que foram unidos utilizando agentes de ligação atualmente disponíveis com resinas compostas "flexíveis" especialmente concebidas e avaliaram a resistência à fratura de incisivos ligados a velocidades de carga mais elevadas (1mm/min, 5mm/min, 10mm/min, 100mm/min, 500mm/min). Concluiu-se, com base nos resultados anteriores e actuais, que a reimplantação com resina adesiva após a fratura da coroa era uma alternativa realista à construção com resina composta.

Baratieri LN et al (1993)[24] descreveram um caso clínico em que, para reparar uma fratura coronal com invasão da largura biológica, foi realizada uma cirurgia de retalho com osteotomia e osteoplastia localizada no dente fracturado, e a coroa foi reinserida no remanescente dentário com um sistema de resina composta. Os resultados após 6 anos revelaram uma óptima saúde periodontal e uma estética razoável.

Stokes AN, Hood JAA (1993)[25] determinou os padrões de fratura e as energias de fratura por impacto de dentes incisivos centrais humanos extraídos, tanto em estado intacto e não restaurados como restaurados através de uma variedade de técnicas de coroa total e faceta. Os resultados mostraram que as coroas Dicor tinham energias de fratura de impacto significativamente mais baixas do que os outros tipos testados. Os padrões de fratura sugeriram que as coroas Vita Hi ceram, as coroas totais de ouro e as facetas de porcelana Vita Dur N enrijecem os dentes, o que pode ter levado a um aumento no número de fracturas radiculares consequentes do impacto da coroa vestibular.

Zerman N, Cavalleri G (1993)[26] analisaram a prevalência de lesões traumáticas nos incisivos permanentes e a sua distribuição de acordo com o tipo e alguns factores clínicos num grupo de pacientes examinados durante um período de 5 anos. Os resultados mostraram que o número de pacientes lesionados foi de 178 (131 homens e 47 mulheres), o número de incisivos lesionados foi de 326, a prevalência de lesões foi de 7,3 % entre o grupo etário dos 6-21 anos e um grande número de traumatismos dentários ocorreu em crianças com idades compreendidas entre os 6 e os 13 anos. As causas mais frequentes foram as quedas e os acidentes de viação, incluindo cerca de 80% dos incisivos centrais superiores com fratura de coroa não complicada.

Burgess J, Norling B, Summit J (1994)[27] demonstrou a vasta gama de propriedades abrangidas pelos ionómeros de resina. Para além das propriedades dos ionómeros de vidro (adesão à estrutura dentária e ao metal, libertação de flúor, biocompatibilidade e isolamento térmico), os materiais híbridos de resina-ionómero apresentavam resistências iniciais à compressão e à tração diametral significativamente superiores, eram mais fáceis de acabar e mais resistentes à humidade e à dessecação. Assim, dependendo da aplicação clínica, um material mais semelhante à resina pode ser a melhor escolha.

Bell RB, Barkmeier WW (1994)[28] avaliaram e compararam as resistências ao cisalhamento à dentina, com e sem um condicionador / primário de dentina, de materiais de restauração de ionómero de vidro disponíveis no mercado e materiais de revestimento de ionómero de vidro. Concluíram que os materiais de ionómero de vidro fotopolimerizáveis apresentam maior resistência ao cisalhamento à dentina do que os materiais de ionómero de vidro fotopolimerizáveis, sem diferença significativa com e sem condicionador/primário de dentina. A resistência de ligação à dentina dos materiais de revestimento de ionómero de vidro fotopolimerizados situou-se geralmente no mesmo intervalo que os materiais de restauração de ionómero de vidro.

Andreasen FM et al (1995)[29] estudaram uma série de 334 incisivos permanentes com fracturas da coroa ou da coroa e da raiz, tratados através da reintegração do fragmento fracturado com um compósito de resina em três centros dentários escandinavos. Dois centros (Oslo e Estocolmo) utilizaram apenas o condicionamento ácido do esmalte para a colagem do fragmento, enquanto o terceiro centro (Copenhaga) utilizou uma combinação de condicionamento do esmalte e colagem dentinária. Embora as taxas de retenção final da colagem de fragmentos fossem semelhantes nos dois grupos, a perda de fragmentos ocorreu em 50% do grupo do condicionamento ácido no prazo de 1st ano após a colagem, mas a perda de 50% dos fragmentos demorou quase 3 anos no grupo da colagem dentinária. Concluíram que a utilização de um agente de ligação à dentina em combinação com o condicionamento ácido parece proporcionar uma maior resistência inicial à restauração. Assim, a recolocação de fragmentos é uma alternativa realista à construção em resina composta para restaurar a estética e a função da dentição traumatizada.

Badami AA, Dunne SM, Scheer B (1995)[7] no seu estudo in-vitro investigaram as resistências ao cisalhamento de fragmentos seccionados de bordos incisais de bovinos, reatados com GLUMA 2000 e Scotchbond 2. Os resultados mostraram que a força média necessária para fraturar fragmentos incisais recolocados com GLUMA 2000 era significativamente maior do que a necessária para fraturar fragmentos incisais recolocados com Scotchbond 2.

Cavalleri G, Zerman N (1995)[30] analisaram o efeito a longo prazo do tratamento de fracturas da coroa em incisivos permanentes com formação incompleta da raiz no que diz respeito à sobrevivência da polpa e à estética. Os seus resultados confirmaram que as fracturas de coroas sem envolvimento pulpar tinham uma baixa percentagem de complicações pulpares e que a colagem de fragmentos de coroas apresentava um melhor prognóstico a longo prazo do que as restaurações de compósito.

Caliskan MK, Turkun M (1995)[1] avaliaram a distribuição das lesões traumáticas nos incisivos permanentes de acordo com o sexo, a idade dos pacientes no momento da lesão, a causa do trauma, o número de dentes lesionados, o tipo de dente e o tipo de trauma na região de Izmir, na Turquia. Os resultados mostraram que os rapazes sofreram mais lesões traumáticas do que as raparigas, os doentes com idades compreendidas entre os 11 e os 15 anos apresentaram o maior número de lesões, seguidos do grupo com idades compreendidas entre os 6 e os 10 anos, os incisivos centrais superiores foram os dentes mais frequentemente afectados, sendo a principal causa de lesão as quedas indefinidas e o tipo de trauma mais comum a fratura não complicada.

Swift EJ, Pawlus MA, Vargas MA (1995)[31] avaliou a resistência ao cisalhamento de materiais de restauração de ionómero de vidro modificado por resina (Fuji II LC, Geristore, Photac-Fil, Variglass VLC e Vitremer. Ketac-Fil, um ionómero de vidro convencional utilizado como controlo) à dentina. Os resultados mostraram que o Fuji II LC tinha a maior resistência de união e o Photac-Fil tinha a menor resistência de união média de todos os ionómeros de vidro modificados por resina testados. Com exceção do Photac-Fil, todos os materiais de restauração de ionómero de vidro modificado com resina apresentaram uma resistência ao cisalhamento à dentina significativamente mais elevada do que o controlo. A resistência de união do Fuji II LC e Vitremer, Vitremer e Geristore, Geristore e Variglass VLC não foram significativamente diferentes entre si.

Desai M, Tyas MJ (1996)[32] determinou a resistência de união à tração do cimento de ionómero de vidro modificado por resina e da resina composta modificada por poliácido ao esmalte, utilizando três tratamentos de superfície do esmalte (esmalte não condicionada, esmalte tratado com 10% de ácido poliacrílico, esmalte condicionada com 35% de ácido fosfórico). Os resultados mostraram que, no esmalte condicionado, o cimento de ionómero de vidro (15,0 MPa) e o compósito de resina (14,3 MPa) tinham resistências de ligação significativamente mais elevadas do que os outros grupos testados, mas não eram significativamente diferentes entre si. Nos grupos tratados com ácido, ocorreu uma falha coesiva dentro do material em todos os espécimes, enquanto nos outros grupos, todos os espécimes falharam adesivamente.

Abate PF et al (1997)[33] avaliaram a resistência de união adesiva de um compómero ao esmalte dentário, dentina e cemento utilizando diferentes substratos, tratados com PSA (um primário e adesivo) ou condicionados com ácido (gel de ácido fosfórico a 35%) e depois tratados com PSA. Concluíram que a utilização de ácido fosfórico para condicionar o esmalte antes da utilização do adesivo PSA tem de ser recomendada porque promove uma maior resistência de ligação do compómero ao esmalte. Não foi necessário um tratamento semelhante no caso da dentina e do cemento radicular.

Berg JH (1998)[34] analisou os materiais de ionómero de vidro, ionómeros de vidro modificados por resina (reforçados), compómeros e resinas compostas para o profissional. Foram apresentadas as definições destes materiais, uma descrição geral do seu conteúdo e critérios de seleção de utilização. Uma melhor compreensão dos componentes, dos pontos fortes e fracos de cada categoria de materiais oferece a oportunidade de selecionar o material certo para a situação certa.

Dean JA, Minutillo AL, Moore BK (1998)[3] comparou as forças de deslocamento e os tipos de fratura de fragmentos dentários recolocados utilizando um material de resina composta fotopolimerizável, uma base de ionómero de vidro fotopolimerizável híbrida e um revestimento de ionómero de vidro fotopolimerizável híbrido. Os resultados mostraram que as forças médias de deslocamento foram 36,8 (□ 25,6) kg para a resina composta, 36,4 (□ 26,7) kg para o ionómero de vidro e 31,4 (□ 29,5) kg para o revestimento de ionómero de vidro. Concluíram que não foram demonstradas diferenças estatisticamente significativas entre os três grupos em termos de forças de deslocamento e tipos de fratura.

Farik B et al (1998)[5] testaram a resistência à fratura de dentes restaurados por colagem de fragmentos utilizando novos sistemas de colagem de dentina e resinas experimentais, e compararam a sua resistência à fratura com a de dentes intactos. Concluíram que a resistência dos dentes intactos não era significativamente diferente da dos dentes restaurados com Gluma, Panavia ou Scotchbond 1 (Single Bond), mas significativamente mais forte do que a dos dentes com fragmentos incisais colados com All-bond 2, Gluma, Dentastic, Superbond, ou Prime and Bond 2.1.

Miyazaki M et al (1998)[35] investigaram a taxa de desenvolvimento da resistência ao cisalhamento de cimentos de ionómero de vidro modificados com resina. Os materiais testados foram o Fuji II LC e o Vitremer, sendo o cimento de ionómero de vidro convencional, o Fuji II e um compósito de resina (Herculite XRV/Optibond System) utilizados como controlo. Concluíram que as resistências de união à dentina de todos os materiais testados aumentaram com o tempo de armazenamento prolongado. Os aumentos iniciais nos tempos foram de 10 min para Fuji II LC e Optibond, 20 min para Fuji II e 60 min para Vitremer. As diferenças no tempo de aumento inicial podem ter implicações clínicas se a restauração for sujeita a um stress significativo imediatamente após a colocação.

Farik B et al (1999)[36] descreveram o efeito na resistência à fratura de fragmentos secos e re-humedecidos durante vários períodos de tempo antes da colagem. A análise estatística revelou que a resistência à fratura dos dentes colados com fragmentos não foi afetada pelo armazenamento do fragmento no ar até 1h antes da colagem, após o que a secagem adicional resultou numa diminuição da resistência à fratura. Os fragmentos secos durante 24 horas ao ar e re-humedecidos por imersão em água durante pelo menos um dia foram ligados por fragmentos sem perda de resistência à fratura.

Farik B, Munksgaard EC (1999)[37] comparou a resistência à fratura de dentes intactos com a de dentes colados com fragmentos, medida a várias velocidades de força aplicadas aos dentes durante o ensaio. Os resultados mostraram que a resistência média à fratura dos dentes restaurados não era significativamente diferente da dos dentes intactos quando testados a uma velocidade de cabeça transversal bastante baixa (0,5 mm/min), mas diferente e cerca de 30% inferior quando testados a uma velocidade de cabeça transversal mais elevada (500 mm/min).

Hse KMY, Leung SK, Wei SHY (1999)[12] analisaram o desenvolvimento, a composição e as propriedades dos materiais de restauração híbridos. Concluíram que o desenvolvimento de ionómeros de vidro modificados por resina e de compósitos de resina modificados por poliácidos melhorou consideravelmente a eficácia e a eficiência da restauração de dentes cariados. A extensão do sucesso destes materiais de restauração é muito promissora à medida que se tornam disponíveis mais ensaios clínicos controlados a longo prazo que avaliam o seu desempenho clínico. Ao analisar as suas vantagens e caraterísticas clínicas, estes parecem ser alternativas extremamente adequadas aos materiais de restauração convencionais.

Murchison DF, Burke FJT, Worthington RB (1999)[38] apresentou uma visão geral da evolução do procedimento de recolocação da borda incisal e descreveu relatos de casos de pacientes que apresentavam dentes traumatizados nos quais o procedimento de recolocação foi realizado. Apresentaram uma revisão dos actuais estudos in vivo que detalham as taxas de sucesso a longo prazo na aplicação clínica deste procedimento. Por fim, foi apresentada uma técnica recomendada para o diagnóstico e tratamento para melhorar o sucesso deste procedimento, que pode beneficiar um segmento significativo da população pediátrica e adolescente.

Worthington RB, Murchison DF, Vanderwalle KS (1999)[39] avaliou o efeito da preparação, utilização e desenho, e a adição de resina composta à interface de ligação, na resistência à fratura de fragmentos incisais recolocados. Os resultados não mostraram diferenças significativas na resistência à fratura entre qualquer um dos grupos experimentais. Concluíram que, em comparação com o simples regime expedito de utilização de um agente de ligação à dentina isolado, a modificação não conservadora do dente e a adição de resina composta à interface de ligação não aumentaram a resistência à fratura e, portanto, não proporcionaram qualquer vantagem retentiva.

Chu FCS, Yim TM, Wei SHY (2000)[40] apresentou uma abordagem clínica sistemática para a avaliação e tratamento de pacientes com fracturas dentárias que envolvem a deslocação do fragmento dentário. Três casos clínicos ilustraram o espetro de técnicas clínicas, incluindo a utilização de sistemas adesivos de ligação à dentina, para uma reinserção fiável do fragmento dentário fracturado. Assim, a reinserção de um fragmento fracturado no dente remanescente pode proporcionar resultados esteticamente agradáveis, desde que o fragmento tenha sido recuperado.

Farik B, Munksgaard EC, Andreasen JD (2000)[13] investigaram a resistência ao impacto de dentes anteriores que foram fracturados e restaurados por colagem com um agente de ligação à dentina e uma resina composta. Concluiu-se que a colagem de fragmentos à estrutura dentária remanescente pode restaurar a resistência original do dente, medida a velocidades modestas da força aplicada.

Pagliarini A et al (2000)[6] determinaram a força necessária para fraturar o terço incisal de coroas de incisivos extraídos mantidos numa sala com 100% de humidade relativa e para destacar fragmentos coronais recolocados com diferentes adesivos. Concluíram que (i) os adesivos de quarta geração que usam ácido ortofosfórico como condicionador (Dentastic, All-Bond 2) produziram uma força de ligação semelhante à alcançada pelos adesivos de quarta geração que usam ácido maleico (Scotchbond MP) (ii) o adesivo de quinta geração (One-Step) provou ser menos eficaz e, por isso, não é adequado para a técnica de recolocação de fragmentos.

Almuammar MF, Schulman A, Salama FS (2001)[11] determinou e comparou a resistência ao cisalhamento de um cimento de ionómero de vidro convencional, um ionómero de vidro modificado por resina, uma resina composta e três materiais de restauração de compómeros. Concluiu-se que os materiais de restauração de compómeros apresentaram resistências de união ao cisalhamento mais elevadas do que o ionómero de vidro convencional e o ionómero de vidro modificado por resina, mas menos do que a resina composta.

Garcia-Ballesta C et al (2001)[41] demonstraram a retenção dos fragmentos colados com um material composto em 18 pacientes com dentes fracturados, com idades entre os 7 e os 11 anos. Os resultados mostraram que em fracturas com pouca a moderada exposição de dentina, o tempo médio de retenção foi de 22,1 meses, enquanto que em fracturas com grande exposição de dentina, o período médio de retenção foi menor (15,1 meses). Concluíram que este era o tratamento de eleição para fracturas com pouca a moderada exposição da dentina.

Reis A et al (2001)[42] compararam a resistência à fratura de dentes anteriores são e restaurados, utilizando um compósito de resina e quatro técnicas de reimplantação, que incluíam apenas a colagem, o grupo chanfrado, o grupo com sobrecontorno e o grupo com sulco dentinário interno. Concluiu-se que a técnica de sobre-contorno, a colocação de sulco dentinário interno e a técnica de construção de compósito proporcionaram uma resistência à fratura semelhante à dos dentes sãos.

Farik B et al (2002)[10] mediram a resistência de incisivos fracturados restaurados, colados com um de vários adesivos de dentina de frasco único diferentes (Prime & Bond NT (PB), Excite (EX), One-Step (OS), PQ1 (PQ), Single Bond (SB), Optibond Solo Plus (OS) e um adesivo experimental (GL)), utilizados com e sem uma resina não preenchida para testar a hipótese de que a resistência aumenta com a utilização de uma resina não preenchida. Concluíram que todos os adesivos testados, exceto o EX, devem ser utilizados para a colagem de fragmentos com uma resina não preenchida, de modo a criar uma ligação forte entre o fragmento e o dente.

Olsburgh S, Jacoby T, Krejci I (2002)[43] reviram os diferentes tipos de fracturas de coroas, desde as não complicadas às complicadas, incluindo as fracturas corono-radiculares. Centraram-se em dois aspectos diferentes: (i) a polpa (ii) a restauração. Concluíram que, se tratado corretamente, o prognóstico da polpa após a fratura traumática da coroa era bom e que o prognóstico da restauração também tinha melhorado consideravelmente nos últimos anos. Alternativa à resina composta, a colagem de fragmentos tornou-se atractiva, especialmente com o advento de novos produtos. Assim, esta abordagem deve ser encorajada com a maior frequência possível.

Rappelli G, Massaccesi C, Putignano A (2002)[44] apresentaram os procedimentos clínicos para a recolocação imediata de fragmentos através de procedimentos de colagem precisos. Sugeriram que a recolocação imediata de fragmentos era um tratamento muito conservador; permitia a restauração da anatomia dentária original, reabilitando assim a função e a estética num curto espaço de tempo através da preservação dos tecidos dentários. A técnica descrita no seu relato de caso foi simples, rápida e restaurou a função e a estética do dente.

Demarco FF et al (2004)[45] investigaram a resistência à fratura de incisivos bovinos recolocados, sem preparação ou com um bisel, utilizando cinco materiais adesivos e testaram a hipótese de que a preparação do bisel e os diferentes materiais adesivos não influenciaram a resistência à fratura de fragmentos coronais recolocados. Concluíram que nenhuma das técnicas testadas proporcionou uma resistência à fratura semelhante à encontrada nos incisivos bovinos intactos. Os materiais adesivos proporcionaram diferentes níveis de resistência à fratura, sendo a melhor resistência à fratura obtida com o compósito quimicamente curado nos espécimes biselados e a pior resistência à fratura obtida nos espécimes colados apenas com o sistema adesivo.

Loguerico AD et al (2004)[46] avaliaram o efeito de fragmentos fracturados ou seccionados na recuperação da resistência à fratura de quatro técnicas (apenas colada, chanfrada, sobrecontornada, ranhura dentinária interna) utilizadas para reimplante e construções de resina composta. Concluiu-se que a forma como os fragmentos foram obtidos em testes laboratoriais desempenhou um papel importante na recuperação da resistência à fratura das técnicas testadas. Não foram detectadas diferenças entre as técnicas de reimplantação, quando os fragmentos foram obtidos por seccionamento. Quando os fragmentos foram obtidos por fracturas, as técnicas de sobrecontorno e de ranhuras internas pareceram ser uma excelente escolha. A construção em resina composta proporcionou uma recuperação da resistência à fratura semelhante à dos dentes intactos, independentemente da forma como os fragmentos foram obtidos. Assim, os clínicos devem tentar escolher uma das técnicas de reforço de modo a melhorar a resistência à fratura da técnica de reimplantação.

Reis A et al (2004)[47] fizeram uma revisão da literatura sobre as técnicas e materiais utilizados para restaurar traumatismos dentários não complicados e enfatizaram as vantagens e desvantagens, restringindo a sua discussão a fracturas coronárias simples sem envolvimento periodontal e pulpar, uma vez que estas lesões mais complicadas constituem apenas uma pequena percentagem do total de lesões da dentição permanente. Concluíram que o tipo de material utilizado para a reinserção de dentes fracturados é menos importante e, no que diz respeito à escolha das técnicas, os clínicos devem tentar escolher uma das técnicas de reforço para melhorar a resistência à fratura do fragmento reinserido.

Toshihiro K et al (2005)[59] nesta revisão, o fragmento recolocado tinha uma estética satisfatória e uma função excelente. A recolocação do fragmento de coroa deve ser efectuada mesmo que o fragmento de coroa esteja descolorido. Após 1 mês, o fragmento tinha recuperado alguma da cor e translucidez originais. Após 1 ano A recolocação do fragmento de coroa num dente fracturado é um tratamento conservador que deve ser considerado em pacientes com fracturas de coroas de dentes anteriores. Este relato de caso descreve a recolocação de um fragmento de coroa descolorido devido à desidratação.

Oz IA, Haytaç MC (2006)[60] Os médicos dentistas deparam-se frequentemente com traumatismos dentoalveolares. De acordo com a gravidade do traumatismo, pode ocorrer um vasto espetro de complicações, tais como fratura dentária isolada, fratura dentoalveolar ou fratura na região maxilofacial. Se a fratura dentária isolada ocorrer particularmente na região anterior, a reabilitação deve satisfazer os problemas estéticos e funcionais. Um dente irressecável deve ser extraído, o que leva a tratamentos mais complexos, como implantes ou reabilitações protéticas convencionais, que restauram a função, mas prejudicam a estética. Recentemente, foi produzida uma nova e poderosa geração de compósitos de resina de polimerização dupla para a reintegração de fragmentos originais fracturados. Neste caso, apresentamos o tratamento de uma fratura oblíqua corono-radicular de um dente central maxilar a partir da junção esmalte-cimento através da técnica de reintegração. Utilizámos resina composta de polimerização dupla (Panavia F®) e um parafuso auto-roscante (Dentatus®) para reanexar o fragmento da coroa. O tratamento ortodôntico foi aplicado para intruir e nivelar o dente. Quatro anos após o tratamento, o dente apresentava boa estética, boa saúde periodontal e função normal. No entanto, apesar do tratamento ortodôntico, ocorreu uma recidiva mínima. Em conclusão, a técnica de recolocação é um método alternativo, que oferece uma reabilitação estética e funcional satisfatória dos dentes fracturados.

Prabhakar (2007)[61] não houve diferença estatisticamente significativa nos valores de resistência ao impacto de dentes ligados por fragmentos entre o Compómero e o Compósito. A razão para a não existência de diferenças estatisticamente significativas entre o Compómero e o Compósito pode dever-se ao facto de as propriedades físicas, como a resistência à compressão, à flexão biaxial e à tração diametral, a resistência à fratura e a dureza da superfície do Compómero se aproximarem das do Compósito.

Brambilla e Cavallé13 et al (2007)[62] neste estudo de caso utilizaram 15 dentes com fracturas de coroa não complicadas para comparar a colagem simples do fragmento de dente com a técnica de sobrecontorno utilizando ácido fosfórico (37%) durante 30 s em esmalte e 15 s em dentina (Etchant Gel, 3M ESPE, EUA), o sistema adesivo de um frasco para dentina-esmalte com Optibond Solo Plus (Kerr, Reino Unido). Também compararam um tipo de cimento de resina (Nexus, Kerr, Reino Unido) e resina composta (Enamel plus HFO, Micerium, Dinamarca). Após 6 meses de acompanhamento, os dentes fracturados permaneceram estáveis, e o contorno do compósito contribuiu para reforçar tanto o dente como o fragmento13 , em contraste com os relatos de outros autores.

Yilmaz et al3 (2008) e Yilmaz et al14 (2010)[63] usaram ácido fosfórico (35%) em seus relatos de caso com uma técnica de condicionamento total e agente de união à dentina (Prime & Bond 2.1, Dentsply, Brasil). Foram utilizadas a resina composta Tetric EvoFlow (Ivoclar, Vivadent) e a resina composta híbrida Valux Plus (3M ESPE, EUA). Não foi feito nenhum sulco interno nos fragmentos, mas foi criado um duplo chanfro externo em forma de V ao longo da linha de junção e a linha de fratura nas superfícies vestibular e lingual foi duplamente chanfrada. Os autores concluíram que esta combinação de resina composta flow able e resina composta híbrida foi bem sucedida na reintegração do fragmento incisal fracturado, e nem o tipo de trauma nem o meio de armazenamento tiveram qualquer efeito significativo no resultado. O resultado do dente remanescente foi bem sucedido sem qualquer preparação adicional após 2 anos de acompanhamento.

Solomon Praveen Samuel et al (2009)[64] os resultados mostraram que os compósitos que contêm uma combinação de cargas mesoporosas e não porosas têm melhores propriedades mecânicas do que os compósitos que contêm apenas uma destas cargas Partilhar Cite . Os resultados mostraram que uma combinação de materiais mesoporosos e não porosos pode ser usada para preparar materiais dentários mais fortes que podem resistir à hidrólise e ao desgaste.

Megha et al. (2010)[65] afirmaram que as propriedades mecânicas em termos de aumento da tenacidade à fratura, resistência ao desgaste, diminuição da retração de polimerização em comparação com os compósitos convencionais e a preparação de chanfros aumenta a área de superfície para aplicação do material.

Brar et al. (2011)[66] que concluíram que a resina composta apresentou uma resistência máxima à fratura quando comparada com o cimento resinoso de polimerização dupla e o cimento de ionómero de vidro modificado por resina.

Michelle et al. (2011)[67] mencionaram que a técnica de preparação utilizada, em particular o bisel labial e lingual, pode ter um efeito positivo na resistência ao cisalhamento do fragmento reimplantado.

S.D. Heintze et al (2012)[68] A resina composta é considerada o material padrão de ouro e substituiu a amálgama em muitos países na prática geral. As revisões sistemáticas sobre restaurações de compósito mostram taxas de insucesso anuais entre 1% e 4%, dependendo da duração do estudo, do tamanho da restauração e, especialmente, de factores do paciente como o risco de cárie. As restaurações de compósito mostram uma longevidade aceitável em estudos baseados na prática. Principalmente na última década do século XX, quando os compósitos foram introduzidos como substitutos da amálgama, surgiu a preocupação com as baixas taxas de sobrevivência destas restaurações, medidas por estudos transversais populares na altura. Posteriormente, verificou-se que esse desenho subestimava em grande medida as taxas de insucesso reais, mas na altura levou à procura de conceitos de restauração alternativos. Assim, os cimentos de ionómero de vidro foram introduzidos nas restaurações devido à libertação de flúor deste material, que supostamente reduziria as cáries secundárias.

Flávio Fernando Demarco no el (2012)[69] publicamos um estudo de revisão concluindo que a longevidade das restaurações posteriores de compósito não era apenas uma questão de materiais. No artigo, discutimos que os factores relacionados com os pacientes e os operadores eram de importância primordial para a durabilidade e que deveriam ser utilizadas abordagens preventivas e conservadoras para a substituição da restauração. Desde então, foram publicadas muitas investigações clínicas com diferentes tempos de observação, com vários estudos a relatarem a influência de factores de risco que poderiam aumentar as hipóteses de falhas clínicas dos compósitos. Para obter informações sobre quais os factores de risco e a sua frequência que demonstraram a sua influência na sobrevivência das restaurações, concebemos este estudo com o objetivo de fornecer uma visão geral dos factores que influenciam a longevidade de todos os tipos de restaurações diretas de resina composta, concentrando-nos em novos resultados de estudos longitudinais de longo prazo publicados entre 2011 e 2021.

Lilyan C. Yamasaki et al (2013)[70] A escolha de materiais para restaurações diretas em dentes anteriores e posteriores mudou significativamente nos últimos trinta anos e atualmente existe uma procura crescente de restaurações estéticas em compósito. No entanto, existe ainda uma grande limitação relativamente à longevidade e desempenho clínico destas restaurações em comparação com a amálgama. Os materiais poliméricos sofrem potencialmente degradação hidrolítica/esterase e estão sujeitos a tensões induzidas pelo processo de polimerização. Estas duas limitações têm sido relacionadas com a perda de selagem interfacial, microfugas, sensibilidade pós-operatória, cáries secundárias e desgaste. Este último é considerado uma das principais razões para a substituição de restaurações de compósito.

Abdulkhayum A et al (2014)[71] lesões dentárias traumáticas são as emergências mais perturbadoras e angustiantes que se apresentam na prática dentária. A maioria das lesões dentárias ocorre durante as duas primeiras décadas de vida. As fracturas da coroa anterior são uma forma comum de lesão dentária que afecta principalmente crianças e adolescentes. A prevalência destas lesões tem aumentado nos últimos 10-20 anos. A frequência do traumatismo dentário está a aumentar devido à participação de crianças e adolescentes em desportos de contacto, acidentes de automóvel, actividades ao ar livre e quedas. As fracturas coronais dos incisivos permanentes representam 18-22% de todos os traumatismos dos tecidos duros dentários. Destes, 96% envolvem incisivos superiores (80% incisivo central e 16% incisivo lateral). Os dentes mais afectados são os incisivos superiores, devido à sua protrusão anterior e posição causada pelo processo eruptivo.

C. Farrugia, J. Camilleri et al (2015)[72] compósitos de resina têm sido amplamente utilizados para restaurar vários defeitos dentários devido ao seu desempenho estético e propriedades físico-químicas aceitáveis. No entanto, a superfície desta classe de material é suscetível de formar mais biofilmes do que outros materiais de restauração, como a amálgama e o ionómero de vidro.

Sushma et al. (2016)[73] concluíram que a colagem de chanfros circunferenciais com o sistema de colagem total etch poderia aproximar a resistência ao impacto dos dentes restaurados à observada nos dentes sãos.

Cohenca N et al (2017)[74] um diagnóstico definitivo só pode ser obtido após a avaliação dos resultados de todos os testes disponíveis e relevantes, incluindo uma avaliação clínica e radiográfica abrangente. Em traumatologia dentária, isso significa analisar dados multifatoriais. Embora a imagem 3D forneça um plano geométrico e uma dimensão completamente novos, nunca deve substituir as avaliações clínicas e radiográficas padrão (incluindo imagens 2D).

A progressão da tecnologia 3D proporcionou uma ferramenta fácil de utilizar, eficiente e importante para um diagnóstico correto. Ao avaliar um paciente com lesões traumáticas maxilo-faciais, os médicos devem começar com o conceito de que qualquer acidente pode produzir muitos e variados tipos de lesões. O diagnóstico correto é feito depois de considerar todas as possibilidades de diagnóstico diferencial, bem como de recolher, analisar e interpretar toda a informação relevante recolhida. Os exames de diagnóstico, incluindo todos os tipos de imagiologia, destinam-se a identificar uma lesão ou doença, mas são igualmente importantes para excluir a possível presença de outras lesões. Por muito difícil que seja de compreender, não ter quaisquer achados adicionais como resultado de uma imagiologia 3D continua a ser um achado muito importante, uma vez que ser capaz de confirmar a ausência de uma doença ou lesão é tão importante como diagnosticar uma. É igualmente importante quando um médico identifica uma lesão suspeita e quando uma lesão pode ser excluída, uma vez que ambas fornecem a base para o tratamento e os resultados esperados. Assim, o facto de não terem sido obtidos novos resultados com a imagiologia prescrita não significa que o exame não tenha sido indicado.

Quando indicada, a imagiologia 3D em geral e a CBCT em particular fornecem dados valiosos para diagnosticar, compreender, desenvolver um plano de tratamento e tomar decisões clínicas informadas que melhoram os resultados de forma previsível e demonstrável.

Alshali RZ et al (2018)[75] estudos recentes mostraram que os compósitos de resina que incorporam ZnO apresentaram atividade antibacteriana contra *S. mutans e S. sobrinus* . No entanto, estes trabalhos utilizaram compósitos de resina comercialmente disponíveis para testar esta possibilidade. Uma vez que a composição exacta dos compósitos de resina comercial não é conhecida, é plausível afirmar que qualquer químico presente nos mesmos poderia mascarar ou interferir com o mecanismo de ação do ZnO. Assim, o objetivo do presente estudo foi avaliar a atividade de um modelo de compósito de resina incorporando diferentes concentrações de ZnO-NP contra o biofilme de *S. mutans* e caraterizar as suas propriedades físico-químicas. As hipóteses testadas foram: os compósitos resinosos modelo apresentariam atividade contra o biofilme *de S. mutans*; e a incorporação de ZnO-NP não prejudicaria as propriedades físico-químicas dos compósitos resinosos modelo.

S.R.M. Veloso et al (2019)[76] A contração de polimerização é outra desvantagem dos compósitos de resina e pode produzir tensão de contração entre a restauração e a interface do dente, causando microinfiltração e cáries secundárias.

Moshaverinia et al avaliaram (2019)[77] as resistências à tração diametral, à compressão e à flexão de um material de restauração dentária de ionómero de vidro reforçado (EQUIA Forte Fil com Fuji IX GP e Chem_Fil Rock). Concluíram que o EQUIA Forte Fil tinha uma resistência à flexão e uma dureza superficial superiores

Kim et al (2020)[78] estimaram as propriedades físicas e a resistência ao cisalhamento de dois ionómeros de vidro modificados com resina: RMGIs (FJL e VT) e, como controlo, um ionómero de vidro convencional: CGI (FJ), e não encontraram alterações significativas entre os grupos testados. Forouzanmehr et al mediram o efeito da adição de pó purificado de Salvia officinalis nas propriedades mecânicas e na capacidade de ligação do cimento de ionómero de vidro modificado por resina (RMGI) e concluíram que não há diferença com a adição de pó purificado de S. officinalis ao pó RMGI. Verma et al associaram a ligação ao cisalhamento, a resistência à compressão e a microdureza do GIC e do Cention N e determinaram que a resistência ao cisalhamento do Cention N era estatisticamente muito significativa em comparação com o GIC Tipo IX.

Balagopal et al (2021)[79] avaliaram a resistência ao cisalhamento, a resistência à flexão e a capacidade de liberação de flúor do CIV, com Cention N. Eles determinaram que a resistência à flexão do Cention N® foi expressivamente maior em comparação com o Fuji IX GIC® e não houve alterações substanciais na resistência ao cisalhamento de ambos os materiais.

Taha Ayesha et al (2021)[80] As fracturas da coroa anterior são lesões dentárias comuns entre as crianças. A recolocação de fragmentos de coroa fracturados tornou-se popular por ser conservadora e económica. A resistência à fratura determina a capacidade de ligação dos materiais para resistir à re-fratura após a recolocação do fragmento. Para avaliar a resistência à fratura de dentes reinseridos utilizando materiais de restauração adesivos mais recentes (resina composta, cimento de ionómero de vidro modificado por resina) com técnicas (reinserção simples e sulco dentinário interno) utilizadas para reinserir fragmentos de dentes fracturados. Quando foram comparadas diferentes técnicas de reimplantação, a maior resistência à fratura foi demonstrada pelo grupo do sulco dentinário interno, seguido pelo grupo da reimplantação simples. Por outro lado, quando se compararam os diferentes materiais, a resistência mais elevada foi demonstrada, por ordem decrescente, pelo compósito e pelo cimento de ionómero de vidro modificado com resina. A reintegração de fragmentos de coroas fracturados utilizando materiais e técnicas mais recentes ajuda a obter melhores resultados.

Thiago Henrique Scarabello Stape et al (2022)[81] protocolos de colagem foram incapazes de restaurar a força coesiva do compósito nano-preenchido ($p<0,05$).O teste de fadiga foi mais discriminativo para revelar discrepâncias na reparação do compósito do que a carga quase-estática convencional. Embora a composição das colas universais tenha afetado o potencial de reparação do compósito, os limites de resistência mais elevados ocorreram com a aplicação separada do agente de acoplamento de silano. Os locais de propagação de fendas localizavam-se maioritariamente na superfície do compósito envelhecido. Embora a tendência para a simplificação invariavelmente ultrapasse a medicina dentária adesiva atual, a reparação de compósito utilizando apenas adesivos universais pode resultar num potencial de reparação inferior. A utilização adicional de agentes de acoplamento de silano continua a ser um procedimento importante na reparação de compósitos.

Tyler Childs et al (2023)[82] foi desenvolvido um compósito antimicrobiano utilizando K18-MMA e K18-Filler. Todos os compósitos que contêm K18 apresentaram graus de cura, parâmetros de transparência, módulos, retracções de polimerização e tensões de retração comparáveis aos dos controlos, e apenas um grupo (15% K18-MMA+K18-Filler) apresentou ângulos de contacto significativamente diferentes (inferiores) em comparação com os dos controlos.

Chunxiao Jin et al (2023)[83] esmalte dentário exibiu o módulo elástico e os coeficientes de fricção mais elevados, seguido do compósito e do RM-GIC. A dureza e a rugosidade do esmalte dentário e do compósito eram semelhantes e superiores às do RM-GIC. Ao longo dos testes de desgaste, o compósito apresentou a maior perda de volume, enquanto o GIC apresentou a menor. As caraterísticas do dano por desgaste do compósito foram semelhantes às do esmalte dentário 2, apresentando fracturas frágeis de substâncias inorgânicas e deformação plástica de substâncias orgânicas na parte de impacto, exibindo marcas de arado nas partes de deslizamento. No caso do RM-GIC, todas as áreas de desgaste apresentavam deformação plástica da matriz de resina, esfoliação das partículas de carga e marcas de arado.

Atualmente, os cimentos de ionómero de vidro (CIV) são utilizados em muitas aplicações dentárias devido a várias vantagens únicas entre os materiais de restauração. As suas vantagens incluem a hidrodinâmica do ião fluoreto, a biocompatibilidade, a expansão e contração térmicas favoráveis e a ligação química à estrutura dentária. Além disso, os GICs demonstraram o seu potencial noutras áreas médicas, como a cirurgia ortopédica. Por outro lado, as fracas propriedades mecânicas, como a baixa resistência à flexão, a resistência à fratura e o desgaste, limitam a sua utilização mais alargada na medicina dentária como material de preenchimento permanente em áreas de tensão. Na região dentária posterior, os GICs são maioritariamente utilizados como material de preenchimento temporário ou como base. O reforço dos materiais de restauração de ionómero de vidro é essencial e muitos investigadores concentraram-se em melhorar as propriedades mecânicas através da adição de vários tipos de cargas ao componente em pó do GIC. As cargas utilizadas incluem pós metálicos, pós de hidroxiapatite, partículas de vidro bioativo, nanoargila e fibras de vidro descontínuas.

ANEXO

Amostras	GRUPO I (Controlo)				GRUPO II (Resina composta)				GRUPO III (RMGIC)			
	Resistência ao impacto		**Área de superfície de fratura**		**Resistência ao impacto**		**Área de superfície de fratura**		**Resistência ao impacto**		**Área de superfície de fratura**	
	j	**Kj**	**m** m^2	m^2	**j**	**kj**	**m** m^2	m^2	**j**	**kj**	**m** m^2	m^2
1	0.622	0.00062	31.333	0.000031	0.0166	0.000016	28.166	0.000028	0.0139	0.000013	31.882	0.000031
2	0.122	0.00012	28.28	0.000028	0.0131	0.000013	31.438	0.000031	0.0587	0.000058	24.010	0.000024
3	0.3454	0.00034	27.236	0.000027	0.0366	0.000036	28.481	0.000028	0.091	0.000090	35.164	0.000035
4	0.5534	0.00055	35.953	0.000035	0.086	0.000086	35.795	0.000035	0.0432	0.000043	30.560	0.00003
5	0.6111	0.00061	25.158	0.000025	0.008	0.000008	24.178	0.000024	0.0299	0.000029	30.992	0.00003
6	0.112	0.00011	32.949	0.000032	0.0598	0.000059	24.108	0.000024	0.0322	0.000032	28.086	0.000028
7	0.3538	0.00035	32.664	0.000032	0.554	0.000055	28.287	0.000028	0.0345	0.000034	29.850	0.000029
8	0.112	0.00011	23.447	0.000023	0.0123	0.000012	29.665	0.000029	0.0058	0.000058	30.854	0.00003
9	0.389	0.00038	31.046	0.000031	0.0524	0.000052	31.813	0.000031	0.0239	0.000023	29.275	0.000029
10	0.4144	0.00041	28.221	0.000028	0.059	0.000005	27.873	0.000027	0.0564	0.000056	34.998	0.000034

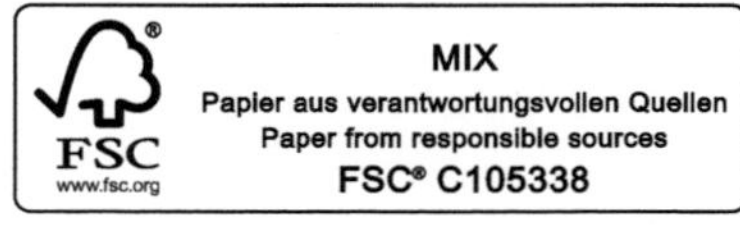

Printed by Books on Demand GmbH, Norderstedt / Germany